病院を支える人たち

病院長と
ゆかいな
仲間たち

■編著
小倉　真治（岐阜大学医学部附属病院前病院長）
野口晃一郎（フリージャーナリスト）

へるす出版

編著者一覧

小倉　真治（おぐら・しんじ）

岐阜大学大学院医学系研究科救急・災害医学分野教授
岐阜大学医学部附属病院高次救命治療センター長

1985（昭和60）年		岐阜大学医学部を卒業後，香川医科大学麻酔・救急医学講座入局
1997（平成 9）年		米国サウスカロライナ医学大学客員研究員
2001（平成13）年		香川医科大学附属病院救急部助教授
2003（平成15）年		岐阜大学大学院医学系研究科救急・災害医学分野教授
2004（平成16）年		岐阜大学医学部附属病院高次救命治療センター長（兼務）
2014（平成26）年		岐阜大学医学部附属病院病院長を兼務
2018（平成30）年		岐阜大学医学部附属病院病院長の任期満了を迎え，岐阜大学大学院医学系研究科救急・災害医学分野教授兼同附属病院高次救命治療センター長，現在に至る

2011年総務省局長表彰
2013年総務大臣表彰

［論文］
　400編以上（うち英文102編）
［著書］
　『一般医・研修医のための災害医療トレーニング』（へるす出版）ほか多数

野口晃一郎（のぐち・こういちろう）

フリージャーナリスト
一般社団法人プロフェッショナルサポートセンター理事，同プロフェッショナルサポーター，NPO法人全国生涯学習まちづくり協会理事，同まちづくりコーディネーター，公益財団法人日本余暇文化振興会旅のもてなしプロデューサー，中部学院大学非常勤講師，整理のプロ「ライフオーガナイザー」としても活動している

1999（平成11）年		岐阜新聞社編集局報道部記者
2002（平成14）年		岐阜放送報道制作局報道部アナウンサー
2005（平成17）年		岐阜新聞社編集局写真部カメラマン，岐阜新聞社広告局広告部

　2006年8月から1年間，夫婦世界一周に旅立ち，世界27カ国を周る。帰国後，記事や写真，デザインを通じて，伝え手として活動している。新聞社の特集や各種団体の機関紙などでライターやインタビュアを務めるほか，小中高校や市町村などで世界一周の講演やカメラ講座を担当する。その他，大学や企業などで広報のアドバイスも行っている
　2016年12月に男性では希少な乳がんがみつかる。2017年，左胸摘出ならびにリンパ節郭清手術を行う（ステージ2a）。男性乳がんを含めたがんの啓発活動を行っているほか，患者の会立ち上げに向けて準備を進めている。医療関連の取材記事も多数あり

はしがき

　皆さんが病院にかかったとき，病院には医師と看護師以外にいろいろな職員が働いていることに何となくお気づきかもしれません。病院には医師以外の職種がたくさんおります。本書は私，小倉真治が2014（平成26）年4月〜2018（平成30）年3月までの4年間，岐阜大学医学部附属病院の病院長であったときに，院内のさまざまな職種の職員と毎週のように行った対談を基に，それぞれの職種がどのような仕事をしているのかを共著者の野口晃一郎氏と共にまとめたものです。

　本書の職種がどの病院でもまったく同じ内容の仕事をしているというわけではありません。しかしながら，概ね規模の大きい病院には同じような機能をもつ職種があり，すべての職種が相まって皆さんの病院生活や通院を支えているのです。

　私は岐阜大学医学部附属病院の病院長としてビジョンの1行目に「最高の患者サービスを提供する最高の病院を確立する」と掲げました。"最高の患者サービスを提供する"という言葉を具現化しているのが，まさに本書にご登場いただいた多職種の皆さんです。

　彼らの働きがなければ医師はまったく仕事ができません。手も足も出ません。これほど重要な仕事をお願いしている皆さんをこのようなかたちでご紹介できるのは，私の最高の喜びです。

　なお，対談当時の私は病院長であり，職員との会話に基づく文中では「病院長」という呼称をそのまま使用させていただきました。もちろん正確には「前病院長」と書くのが筋ですが，誤解を招いたとすれば申し訳ありません。

　本書をお読みいただき，病院，なかんずく岐阜大学医学部附属病院の多職種に対する理解が少しでも進むことを願ってやみません。

　最後に，この本を作るにあたって，多大な労力を費やしていただいた，岐阜大学医学部附属病院広報の松原真由子氏に感謝の意を述べたいと思います。貴方の献身がなければ，本どころか企画さえ成立しなかった。

2019年6月吉日
福島の地から

岐阜大学大学院医学系研究科救急・災害医学分野
岐阜大学医学部附属病院高次救命治療センター

小倉　真治

病院を支えるひとたち
CONTENTS

編著者一覧 3

はしがき 4

巻頭対談　　8
最高の患者サービスを患者さんに提供する最高の病院を目指して―
- 対談：鈴木 ちなみ・小倉 真治

病院を支える人たち①　医療スタッフ　　15
―チーム医療のスタッフはどのような職種が携わっているの？
- 看護師（看護部） 16
- 薬剤師（薬剤部） 21
- 臨床検査技師（検査部） 26
- 放射線技師（放射線部） 32

病院を支える人たち②　有資格者　　37
―医療職にかかわる資格はどのような仕事があるの？
―病院の食事はどうやって決まるの？
- 臨床工学技士（MEセンター） 38
- 理学療法士・作業療法士・言語聴覚士（リハビリテーション部） 44
- 視能訓練士（眼科） 49
- 医療ソーシャルワーカー 54
- 認定遺伝カウンセラー（遺伝子診療部） 58
- 管理栄養士［院内］（栄養管理室） 63
- 管理栄養士［委託］（シダックス㈱） 68

病院を支える人たち③　患者サポート

―患者サポートはどのような人たちがかかわっているの？

- 保安職員 74
- がん相談員（がんセンター） 78
- クラーク（医療支援課） 83
- アシスタントコンシェルジュ（入院センター） 88

病院を支える人たち④　連携スタッフ

―病院を周辺から支える連携スタッフは？

- ドクターヘリ操縦士・整備士
  （セントラルヘリコプターサービス㈱） 94
- 清掃・リネン管理（㈱トーカイ） 99
- 手術室の清掃・滅菌（日本ステリ㈱） 104
- 売店などの事業（一般財団法人誠仁会） 109

病院を支える人たち⑤　事務スタッフ

―病院を支える事務スタッフの仕事は？

- 調達係・人事労務係（総務課） 114
- 経営分析係・医療情報係（経営企画課） 119
- 診療報酬係・診療情報管理係（医事課） 124
- 医療連携係・医療支援係（医療支援課） 129
- 医療連携センター 134

小倉真治にまつわる こぼれ話 140

巻頭対談

対談:鈴木 ちなみ・小倉 真治

最高の患者サービスを
患者さんに提供する
最高の病院を目指して―

岐阜県多治見市出身で岐阜の魅力を情報発信しているモデルの鈴木ちなみさんと小倉真治岐阜大学医学部附属病院病院長（対談当時）が救急医療やドクターヘリ，患者サービスなどについて意見を交わしました（岐阜大学医学部附属病院広報誌『うぶね［鵜舟］』35号 2018年2月発行，より再編）。

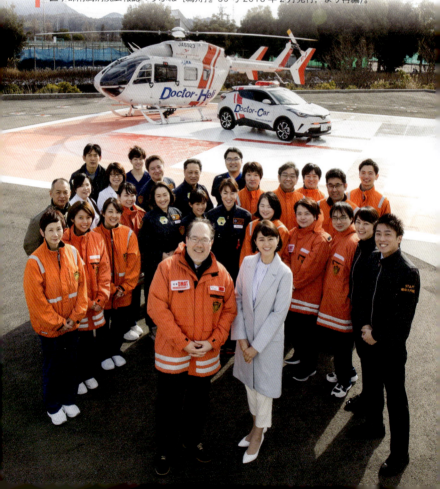

病院長 ✕ モデル 鈴木 ちなみ さん

▶ 合言葉は「1分を削り出せ」

鈴木　ドクターヘリをみせていただきましたが，何機あるのですか。

小倉　岐阜県内では1機です。全国に50機ほどありますが，各務原市で製造された全国で唯一の地産地消のヘリです（笑）。大事なことは，現場にドクターが駆けつけられる体制を整えていることです。

鈴木　病院のなかでは，ドクターヘリはどの部署に属しているのでしょうか。

小倉　岐阜大学医学部附属病院の高次救命治療センター内の救急部門，集中治療部門，血液浄化（透析）部門と同じように，ドクターヘリ部門があります。

鈴木　透析や集中治療と同じ部署とは意外でした。

小倉　重要度は同じなんです。病院前の医療，病院の入口（ER），その後の集中治療や手術がバラバラになってしまうと，それぞれの段階で医療の隙間が生じ，死亡率は上がっていきますからね。

鈴木　どれくらいで死亡率は高くなっていくのですか。

小倉　1分で2％ずつ上がります。「1分を削り出せ」というのが，私たちのテーマです。

鈴木　それくらい秒単位で命と向き合っているんですね。

小倉　例えば，高山から岐阜まで車で運ぶと2時間ですが，ヘリであればおよそ25分ですからね。

鈴木　命の助かる可能性も高くなりますよね。

小倉　プロの目からみて，控えめにいっても年間30〜50人は，ドクターヘリの出動で命が助かった，社会復帰できたという患者さんです。初めの1分で人生が変わります。

鈴木　ドクターヘリに乗ったときから救命が始まるんですよね。

小倉　パイロットも1分を削り出そうという気持ちでいます。もちろん，安全運航を第一に考えています。

鈴木　ドクターヘリに乗るスタッフの資質は何ですか。

小倉　決断力ですね。少しでも迷ったらすぐに1分経ってしまいますからね。

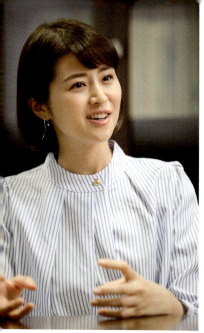

鈴木 ちなみ さん

岐阜県出身
ファッションモデル・タレント・女優として活躍中
岐阜県多治見市観光大使
2017年岐阜県養老町1300年祭 イメージキャラクター

▶ 岐阜の救急医療体制を構築

鈴木 岐阜県は救急医療の最先端にあると聞きましたが，どうして小倉先生は岐阜の地で救急医療に力を入れてこられたのですか。

小倉 15年ほど前，岐阜県は救急医療のへき地といわれていました。「岐阜でけがをするな」とまで揶揄されていたくらいです。岐阜県の救急医療体制を構築するために力を注いできました。

鈴木 そもそも救急は，何科が担当になるのでしょうか。

小倉 2018年から専門医制度が新しく始まりましたが，救急科は内科や外科と同じように基本領域の一つです。

鈴木 どれくらいのスタッフがいらっしゃいますか。

小倉 大学病院には，プロフェッショナルである救急科専門医が20名ほど，全体で30名近い医師が専従しています。

鈴木 たくさんの医療スタッフがいらっしゃるんですね。

小倉 多くの人材はここから育っていきます。

鈴木 岐阜県全体，全国に広がっていくんですね。

小倉 底上げをしているところです。岐阜大学医学部附属病院は救急医療の3つの柱である「病院前の医療」「病院の入口（ER）」「病院内での集中治療，手術」という3部門がしっかりとつながり，すべてが充実しています。中部地方では飛び抜けた存在で，全国的にみても3本の指に入ると自負しています。

▶ 大学病院は医療人材を育てるところ

鈴木 素朴な疑問ですが，一般の病院と大学病院との違いはどういった点ですか。

小倉　大学病院は人材を育てる病院です。学生（研修医）だけでなく，医師も看護師も育てています。

鈴木　ほかの病院では教育面の人員が手薄になりがちでも，大学病院では常に教育が行われているんですね。

小倉　患者サービスを充実させるために，スタッフに対して，コーチング研修も行っています。

鈴木　企業で研修を行うイメージはありますが，病院でも行われているんですね。

小倉　丸3年になります。知識や技術を上げるだけでなく，チーム医療ですので，お互いのコミュニケーションがしっかり図れているかどうか，人間関係が良好かどうかという観点を改善してきました。

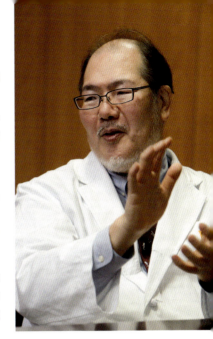

鈴木　大学病院が体制を整えて頑張ったとしても，県や地域，施設との連携がないときちんと機能しないですよね。

小倉　岐阜県は大学病院を頂点として，たらい回しが起こらない救急医療連携システムが確立されています。また，救急隊員はもっとも大事なパートナーとなりますので，その教育も大学病院を中心に行っています。

▶ 患者さんの満足のために，まず従業員の満足度を高める

鈴木　働き方改革といわれていますが，働いている環境にも力を入れているんですね。

小倉　サービスを提供するには，顧客満足度を上げることが大切です。そのためには，従業員の満足度を上げなければなりません。コーチング研修や職員ラウンジなど，課題となっているところを一つひとつ改善していき，モチベーションの向上を第一に取り組んできました。職員向けのクリスマスパーティーも初めて開きました。これだけ大きな病院になると，全職員参加の会を行うことすら難しかったのですが，企画してみました。いろいろな部署から出し物があったり，地元出

身のマジシャンを呼んだり，私自身も 50 の手習いで始めたサクソフォンを演奏しました。とても盛り上がり，参加した職員が喜んでいたのがうれしかったです。

鈴木 人を喜ばせることがお好きなんですね。これまで交流のなかった先生や職員の皆さんとも交流が生まれますね。

小倉 大学病院には 1,500 名ほどが働いていますので，これまで話したことがなかったという人とも話せたようですね。

鈴木 横のつながりを深めるというのもとても大切ですね。

小倉 昔の大学病院は縦割りの最たる組織でした。同級生でも別のセクションに移った途端，他人みたいな感じになり，患者さんのことを直接話すことすらできませんでした。まず上席の医師に，さらにその上の教授に話を通して，OK が出たらやっと話せるというのが 20 年前まで行われていました。それではいけないということで，高次救命治療センターを立ち上げるときには，部署間に横串しを入れ，情報交換がしやすい環境を整えました。

鈴木 組織の雰囲気は変わりましたか。

小倉 コミュニケーションセンターのようになり，成果を上げました。その成功体験を病院全体の組織のあり方につなげています。

▶「心が豊かになる」ような病院に

鈴木 岐阜大学医学部附属病院をどのようにしていきたいという展望はおもちですか。

小倉 病院長としてビジョンの 1 行目に「最高のサービスを患者さんに提供する最高の病院」を掲げていますが，しっかり実行していくことです。

鈴木 サービスなんですね。

小倉 病院の英語表記であるホスピタルは，ホスピタリティー（おもてなし）からきています。まさにサービスで，大学病院であれば，高度の医療は当たり前なんです。そのことをどうやって患者さんに理解していただきながら，よい病院と感じていただけるかを大事にしています。

鈴木 具体的には，どのようなサービスをされてきたのですか。

小倉 例えば，2017 年は病院内でプラネタリウムを行いました。その分野では世界的にも有名なプラネタリウム製作者の大平貴之さんを招いて，音楽を流しながら天体ショーを楽しんでいただきました。

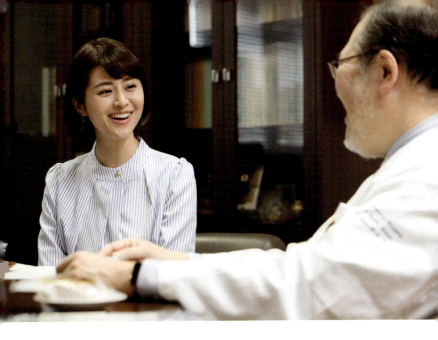

鈴木　長良川で行われる花火大会の中継もされたんですね。
小倉　外出できない患者さんのために企画しました。看護師が浴衣を着たり，屋台を出したりしました。
鈴木　病院の雰囲気が変わりますよね。
小倉　医師も患者さんも一体感が生まれましたね。
鈴木　大学病院の第一印象は，医療が滞りなく進められる病院と思っていましたが，医療スタッフの質を上げることや，通われている患者さんにも楽しんでもらい，「また来たくなる」「心が豊かになれる」というプラスアルファの要素がたくさんある病院と感じました。

▶ キーワードは「岐阜に住んでいてよかった」

鈴木　今後，岐阜県の救急医療，岐阜大学医学部附属病院のドクターヘリ運用をどのように展開されていきたいですか。
小倉　ドクターヘリは飛ぶことができない条件や時間帯があります。そのために，2018年4月からは岐阜市と連携し，ドクターカーの運用も始まりました。少しでも医療の隙間ができないように努めていきたいと思っています。

鈴木　岐阜県は医療に関して，本当に恵まれた環境にあるんですね。

小倉　キーワードは「岐阜に住んでいてよかった」ですね。

鈴木　東海地方は愛知県が中心と思われがちですが，岐阜県が医療に強いということを知ることができました。医療の主要都市としてこれからも頑張っていただきたいと思いました。

小倉　鈴木ちなみさんには今後，地元出身のスターとして，ぜひ岐阜県を盛り上げていっていただきたいです。ありがとうございました。

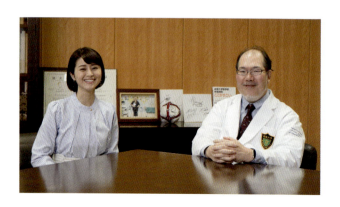

病院を支える人たち①
医療スタッフ

チーム医療のスタッフはどのような職種が携わっているの？

看護師（看護部）

薬剤師（薬剤部）

臨床検査技師（検査部）

放射線技師（放射線部）

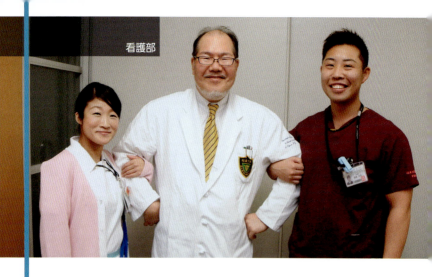

看護部

患者さんに一番近い最前線の医療スタッフ

| 病院長 × 看護部 看護師 服部 将英(手術部)・澤田 早紀(病棟)

▶ 「外来」「病棟」「放射線」「手術」を担当

小倉 病院のなかでは,患者さんとの接点が一番多い職種だと思います。院内には600人ほどの看護師がいますが,どのように配置されているか教えてください。

澤田 外来,病棟,放射線部,手術部とそれぞれ分かれています。私は病棟を担当していて,西8階というように,病棟のフロアごとに担当しています。

服部 手術部を担当していますが,病棟の看護師とは違って,手術室に1日詰めています。

小倉 1日の流れはどのような感じですか。

澤田 病棟は2交代で,日勤と夜勤があります。日勤はその日の患者さんの予定を把握して,熱や血圧を測ったり,傷をみたり,点滴を交換したり,身体を拭いたり,診療の補助で医師の処置の介助についたりしています。高齢の方も増えて,とくに最近では認知症の方も増えているので,付き添ったり,がん患者さんには

お話を聞いて、今後どのようにしていきたいかなど、精神的な支援をしています。夜勤は長くて16時間。夕食から翌日の朝食が食べ終わって、日勤に引き継ぎます。夜は何をしているのとよく聞かれますが、結構忙しくて。患者さんは夜に不安になったり、眠れなくなったり、痛みが増したりします。ナースコールもよく鳴るので、患者さんに対応しています。

小倉　まだほかにも業務はあるよね。

澤田　事務的な業務も多くて、カルテの看護記録を書いたり、患者さんが転院になると、情報を提供しないといけないのでお手紙を書いたり。その他、委員会や係があっ

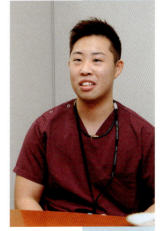

服部 将英

て、例えば、感染対策や医療安全、褥瘡、床ずれ予防などがあります。新人も毎年何十人という単位で入ってくるので新人教育も行っています。私も副師長として、師長を筆頭に、病棟の運営を一緒にやらせていただいています。

小倉　手術部の流れは。

服部　医師の隣で、手術の状況をみながら、迅速に正確にメスなどの器機を手渡す「器械出し看護師」や、患者さんの状態を観察しながら、外回りから手術をサポートする「外回り看護師」がいます。その他、手術の日程を調整するリーダー業務（管理業務）があります。

小倉　手術も長短がありますよね。

服部　長いと1日中手術につくこともあれば、1日に2,3件入ることもあります。

小倉　10時間を超えることもあるからね。

服部　集中力も必要になるので、途中で交代しています。

▶ 多職種を束ねる調整役を担う

小倉　チーム医療での役割は。

澤田　1人の患者さんにいろいろな職種のスタッフがかかわっています。例えば、医師、管理栄養士、薬剤師、退院調整をしているソーシャルワーカー、リハビリ

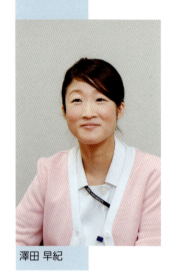
澤田 早紀

テーションを担う理学療法士や作業療法士，言語聴覚士などがいます。私たちは患者さんに常に一番近い，長く一緒にいる存在で，情報ももっていますので，カンファレンスを開いたときには，患者さんの思いをつなぐために，職種間の調整役という役割を担っていると思っています。

小倉　患者さんに一番近い最前線のスタッフとして，ほかの医療スタッフと情報共有するときに，ナースが要となって多職種とのコーディネートをしているのは，収まりがいいよね。

澤田　医師は病気を治すというところに主眼があって，信念をもっていらっしゃいますが，私たちは患者さんが「どう生活していきたいか」「どのように最期を迎えたいか」と患者の思いに寄り添いがちになりますので，医師，多職種の専門的な知識を取り入れながら，患者さんにとって何が一番よいかを考えて取り組んでいます。

小倉　そういうときは，誰が招集して司会を務めるの。

澤田　結構，看護師が務めますね。

小倉　やっぱりそうなんだ。多職種を束ねる扇の要はやっぱり看護師なのかな。手術室でもそうだよね。

服部　医師の間に立つことが結構ありますね。

小倉　その場所における看護師の役割という意味では共通しているところがあるね。日ごろから大切にしていることは。

澤田　患者さんにとっては，すべてが初めてのことで，不安な気持ちや身体の痛みを抱えている方も多くいらっしゃるので，少しでも気持ちに寄り添えたらいいなあと思います。かつて上司に，「患者さんの前では女優になりなさい」と言われたことがあります。ナースコールで何回も呼ばれたとしても，その患者さんの前では笑顔で優しい声をかけて，カーテンを閉めたら一呼吸するようにしています。

小倉　医師も同じだね。手術中の患者さんは寝ているから，あまり会話はないよね。

服部　手術の時間こそ大切にしたいと思っています。患者さんにとっては不安でどうしようもないけれど、「まな板の上の鯉だからね」とよく言われます。「どうしようもないからお任せします」という言葉を真摯に受け止めて、一番不安な時間を任されているというプライドをもって従事しています。意識がないとはいえ、「この人の命を助けたい」「少しでも今後よい人生を歩めるような手助けをしたい」という思いです。

▶ 患者さんが元気に帰られるとうれしい

小倉　看護師を目指したきっかけは。

澤田　小さいころに入院した経験があって、看護師さんは身近な存在でした。大学では大学病院の研修もあり、充実した環境で仕事ができる職場に入ることができました。

服部　両親が看護師をしていて、もともと医療に興味がありました。そのようななか、小学生のときに家の近くで、交通事故を目の当たりにしました。そのとき、周囲の人たちは、救急車より先に警察に連絡していました。私は「違うんじゃないか」と思いました。少しでも早く医療者が駆けつけられる体制があるべき姿なんじゃないかなと。そこから救急に興味をもち始めて、患者さんに寄り添っていく職種として看護師を目指しました。ちょうどそのころ、岐阜大学にドクターヘリが導入されると聞いて、フライトナースにもあこがれて、ここで勤めたいと思いました。少しでも救急にかかわりたいと思い、心肺蘇生のインストラクターの資格もとって活動しています。これからも救命の輪を広げていきたいです。

小倉　意欲のある看護師がいるのはうれしいね。

服部　手術室しか学べないこともあるので、一つの土台であると思っています。配属されたことに感謝して、知識や技術を磨いていきたいです。

小倉　ドクターヘリでは胸を開けることもあるからね。

服部　そういうときにも力になりたいです。

小倉　看護師の仕事の魅力は。

澤田　患者さんが元気になって帰ってくれるのはうれしいです。がんは退院後も付き合っていくことが多くなり、外来通院となりますが、おおもとの病気が治ってからも、会いに来てくださる方やお手紙をくださる方がいて、「あのときのケアが助かった」「話を聞いてくれて救われた」と聞くとうれしいです。私たちがいる

ことで，つらい治療や療養生活の役に立てていると思うとうれしいです。一方で，亡くなっていく方も当然いらっしゃいます。一緒に泣きながら，納得されて最期を迎えられる方をみると，かかわれてよかったと思います。

小倉 管理職の立場としてはいかがですか。

澤田 後輩が成長して，患者さんによりよい看護を提供できているところをみると，よかったと思います。

▶ 最善の看護を患者さんに提供したい

小倉 岐阜大学医学部附属病院の誇れるところは。

服部 手術部では医師とのつながりです。私たちから発信すると，医師の方々はそれに応えてくれて，話し合いの場を設けてくださり，折り合いがつくところを探そうとしてくださるところです。

澤田 教育に力を入れている点です。研修では，時代背景に合わせた教育が行われています。専門的な知識だけでなく，最新の知識や治療に関して勉強するチャンスが多いと思っています。患者さんに対しては，「最善の看護を提供しよう」という思いが強いところです。毎年目標が高くなっていますが，患者さんに還元されていると自負しています。

小倉 研修医を育てるだけでなく，医師も看護師も育てるといった教育をするための病院なんです。

澤田 先生から看護師に期待することはありますか。

小倉 笑顔とあいさつでしょう。ニコニコしてもらっているだけで幸せになれるから。

澤田 病棟で伝えます。先生も笑顔が素敵ですもんね。

小倉 600人いる看護師のなかから，澤田さんは病棟管理者として，物事を冷静に考えられて信頼の厚い人，服部さんは短期，長期の目標をもって，着実にキャリアアップしているスタッフと看護部長から聞いています。それぞれの立場でもリーダーシップを発揮されていますが，さらに生かして，これからの人材を育ててほしいと思います。大学病院の大家は看護部で，医師は下宿しているような感じです。ここに集まる人たちが，居心地のよい大きな家を作れるように頑張っていただきたいと思います。

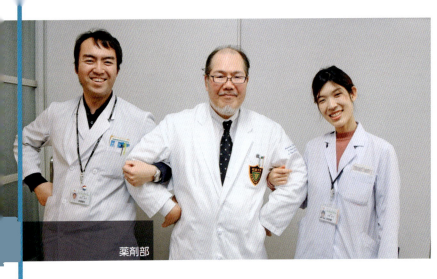

薬剤部

患者さんと医師との橋渡し役を担う

病院長 ✕ 薬剤部 薬剤師 加藤 寛子・西田 承平

▶ 安心して薬の治療ができるように手助けする

小倉 薬剤師の皆さんは病院でどのように働いているか,改めて教えてください。

加藤 薬剤部には,中央業務を行う大きなセンター部門があって,50名ほどの薬剤師が在籍しています。そこから各病棟の業務も兼任しています。その他,外来の化学療法室にも交代で8名ほどが携わっています。

西田 中央業務の仕事は,医師が処方した薬剤を正しく調剤して,患者さんのもとに送るという調剤業務を主にしています。また服薬指導では,「なぜ飲む必要があるのか」という説明や,使うときの注意点などを伝え,患者さんが安心して薬による治療を受けられるお手伝いをしています。

小倉 救急の場合は感染症や敗血症も多いので,薬剤師のなかでも感染症担当の薬剤師の皆さんと毎週,ディスカッションしています。いろいろな病棟を担当するのですか。

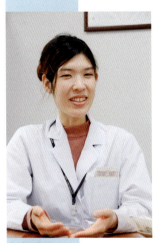

加藤 寛子

西田　チーム制をとっていて，数名で各フロアを担当しています。一人ひとりメインの診療科をもっていて，この人に聞けば，この診療科のことはわかるという体制にしています。一方で，一人では業務のすべてをできないので，お互いに助け合いながら業務にあたっています。

小倉　具体的にどのような業務を担当されていますか。

西田　主として行っている仕事は，調剤業務と病棟での服薬指導です。私の担当している診療科は，糖尿病内科と神経内科と皮膚科になりますが，とくに糖尿病の患者さんは，血糖値が多少高くてもつらいという自覚症状があまりないので，「どうして薬を飲むのが大事なのか」ということをお話しています。また，入院されていない患者さんに対しては数カ月に1回，病棟の患者さんに対しては2週間に1回，糖尿病教室を開いています。

加藤　病棟の業務に加えて，外来化学療法室も担当しています。外来では，抗がん剤治療を行っている患者さんに対して，診察前面談，服薬指導などを行っています。患者さんが診察では緊張して医師にうまく話せないことを，ベッドサイドに行って聞いたり，時間があれば，診察前にお話をうかがって，医師に事前にお伝えしたりしています。また，看護師さんとカンファレンスを重ねながら，患者さんをどのようにフォローしていくかを考えています。

小倉　何名くらいの患者さんとかかわっていますか。

加藤　病棟の入院患者さんでは，重症や軽症，入れ替わりもあるので，その時々によって異なりますが，平均すると10～15名くらいです。

小倉　外来の患者さんに対しては。

加藤　実際，外来でいらっしゃるがん患者さんをみることが多くなってきています。日常生活を送りながら，治療も進めていくので，そのなかで抗がん剤治療が効果を示すかどうかや，副作用が生活にどのくらいの影響を及ぼしているかなど，日常生活への支障が最低限に抑えられるように，うまく副作用をコントロー

ルすることに携わっています。

▶ 治療を続けていけるように サポートする

小倉　業務で気をつけていることは。

加藤　まずは患者さんがいまどういう状況にあるのかをしっかり確認しています。また、一番多い訴えは副作用なので、どのようにすれば生活に困らず、治療を続けていけるかを大事にしています。外来の患者さんについては、来院された日以外の症状がわからなくて、患者さんもよくなると症状を忘れてしまうので、日誌のようなものをお渡しして、つけるように指導していま

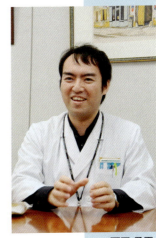

西田 承平

す。そうすると、どの時期に副作用が出たかどうかがわかります。記録をみながら対策を考えて、カルテに記載していきます。基本的に医師の方々は私たちが副作用をみているという認識をもっていますので、処方についても薬剤師から提案して、医師が判断して、薬を変えていくこともあります。

小倉　副作用の分析が大事になりますね。

加藤　気持ち悪いという症状でも、「食べられないほど」とか「食べられるけれどむかむかする」など細かな指標があるので、それに応じて薬をどれにするか選択していきます。

小倉　確かに抗がん剤は患者さんと薬によって症状が違うからね。

加藤　症状が強いと、治療をやめたいという方が結構いらっしゃいます。しかし、患者さんは病気が治ることやよくなることを考えて医師は治療してくれているという思いを抱えているため、なかなか言えないことがあります。薬剤師はそういった気持ちを受け止め、汲みとって、最終的に患者さんがどうしていきたいかを考えながら指導しています。

小倉　医師への橋渡し役もされているわけですね。困ったことはどんなことですか。

西田　糖尿病の方は、普段しんどくないので、薬が出されているのにもかかわら

ず，薬を飲まないという方がいらっしゃいます。危機感がないため，気づけば薬がどっさり余っている方も多くいます。飲み忘れる理由を聞いてみると，ある方は，お昼は仕事がバタバタしていて飲めないという理由だったので，医師と相談して，朝食か夕食のどちらかにまとめて，忘れずに飲めるというかたちに調整したケースもありました。治療に納得していただいて退院されたと記憶しています。

小倉　それでも飲まない患者さんもいるんじゃないですか。

西田　何度も病院に戻ってこられる方もなかにはいらっしゃいますが，しっかり説明して納得してもらえると，その後，糖尿病が悪くならない傾向はあります。

加藤　外来では，化学療法を受けている患者さんには薬剤師が面談しています。また，調剤室ではお薬相談室を設けて，相談のある人が立ち寄れるようにしています。

▶ 研究する環境が整う岐阜大学医学部附属病院

小倉　薬剤師になろうと思ったきっかけは。

西田　本当は医師になりたいと思っていましたが，最終的には岐阜薬科大学に進学しました。薬剤師の立場から患者さんにしてあげられることは多いので，いまとなってはよかったかなと思っています。

小倉　いまは昔のような頂点に医師がいるチームではなく，かかわるスタッフの機能を組み合わせないとチーム医療が成り立たないので，薬剤師は非常に重要な部分を担っています。とくに，課題をみつけて介入し，その結果をみることができるわけだから。

西田　頑張ります。

加藤　私も医療に興味があって，そのなかでも薬は，自分が飲んだときに「治る」というのがすごいことだと感じて関心をもち始めました。漢方にも興味があって，幅広く薬について学びたいという思いと，ずっと医療現場で働きたいと考えたときに資格を取得できる薬学部に進学しました。

小倉　薬剤師として実際に働いてみて，いかがですか。

加藤　岐阜大学医学部附属病院で働けて，とてもやりがいを感じます。医師との関係もよく，やりたいと思ったことをどんどんやっていける職場なので，働き続けたいと思います。

小倉　薬剤部としても理想的な職場なので，そのままであってほしいですね。

加藤　研究に興味があるので，臨床で気になったことを調べて，報告して，論文にしたり，発表したりしています。また，薬剤師のなかでもみんなで考えて広げていける環境がよいと思います。

西田　私も研究に興味がありました。岐阜大学は，研究がしっかりできる環境が整っていて，医師の方々も親しくしていただいているので，恵まれていると感じています。

小倉　全国的にみても，当院の薬剤部は論文の数が多くて，全国でも有数の数を誇っていますね。PDCAサイクル[註]が回っていますね。

加藤　関心の高い人が集まっているという環境要因もあると思いますね。

小倉　目的意識をもった薬剤師が多いということですね。

▶ 目の前の患者さんを少しでもよくしたい

小倉　薬剤師になってよかったことは。

西田　患者さんが退院されていくときに，「この病院に来てよかった」「西田さんでよかった」と言っていただくと，頑張ってきてよかったなあと思います。

加藤　私も患者さんがよくなったり，ちょっとしたことで感謝されたりするとうれしいです。患者さんの反応が一番ですね。

小倉　こんな薬剤師でありたいという思いは。

加藤　目の前にいる患者さんが，私とかかわったことでよくなればそれだけで十分で，その積み重ねだと思います。最後までそういう薬剤師でありたいと思っています。

西田　私も目の前の患者さんを少しでもよくしたいという気持ちをもち続けて働いていきたいと思っています。この病院ではそれが実現できるので，とても満足しています。

小倉　一人ひとりの思いが重なって，組織としての方向性が進んでいくと思います。ぜひその思いを大事にしていただいて，上席になっていってもその思いを忘れずにいていただきたいですね。薬剤部が薬剤師のための薬剤部にならないように，常に「患者さんのために」という思いをもち続けて，業務にあたっていただきたいと思います。

註：Plan(計画)・Do（実行）・Check（評価）・Action（改善）を繰り返すことによって，生産管理や品質管理などの管理業務を継続的に改善していく手法。

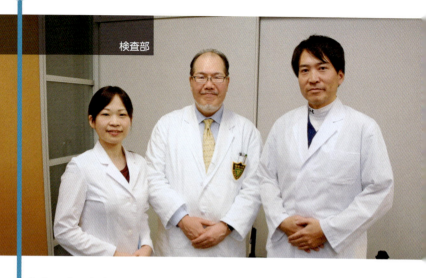

検査結果を迅速かつ正確に医師に提供

病院長 ✕ 検査部 臨床検査技師 渡邉 恒夫・大森 由佳里

▶ 正確な診断を導くためのアシスト

小倉　臨床検査技師の仕事を簡潔にいうと，どういう仕事になりますか。

渡邉　血液や生体からの情報など，患者さんから得られるデータを臨床医に提供しています。臨床医が正確な診断をすることができるようにアシストしていくのが私たちの役割であると思っています。

大森　検査のなかで，私は生化学や免疫，遺伝子検査などの血液検査を担当していますが，診療前検査はもちろん，こちらでは高次救命治療センターに力を入れていますので，検査の結果をより早く正確にお返しできるように業務にあたっています。

渡邉　私は生理検査を担当しているので，心電図，超音波検査，脳波検査といった患者さんに対して行う検査をしています。

小倉　検査に至るまで，どのような流れになりますか。

渡邉　例えば，お腹が痛くて病院に来られて診察を受けられた患者さんに，主治医が「超音波検査と血液検査をしましょう」と指示を出したとします。そうすると，超音波検査でお腹の腸管が腫れているかどうかをみたり，採血して炎症があるかどうかなどの血液データを提供したりしています。その結果から臨床医は病気を診断し治療するという流れになります。

小倉　検査の数は1日どれくらいになりますか。

渡邉　外来採血だけで400件ほど行っていると思います。

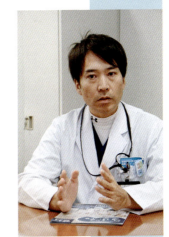

渡邉 恒夫

小倉　全部で何名くらいの臨床検査技師が業務にあたっていますか。

渡邉　すべての臨床検査技師を含めると，50名弱くらいです。

小倉　臨床検査技師は検査部のほかに，病理部や輸血部にもいらっしゃいますね。ほかの部署ではどのような仕事になりますか。

渡邉　病理部は病気の最終診断を下す非常に重要な部門になります。仕事の内容としては，手術で摘出された臓器を顕微鏡で観察できるように処理し，標本を作成します。また，医師が乳房のしこりなどに細い針を刺して注射器で吸い出した細胞を，顕微鏡で観察して悪い細胞がいないかどうかを検査する細胞診という検査も行っています。

大森　輸血は夜間や土日などの時間外にも依頼がありますので，時間外業務を担当する臨床検査技師の誰もが輸血のトレーニングをしています。

小倉　輸血に関しては，とくに夜になると，救急搬送などで大量に使うことが多くあります。その時点で必ず血液がないと困るので，しっかりとした体制をとっていただいています。

▶ 臨床現場でより研究を深めたい

小倉　臨床検査技師になろうと思ったきっかけは。

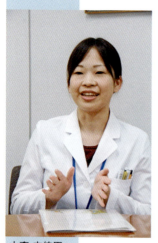

大森 由佳里

渡邉　就職するとき以来，考えたことがない質問ですね。
小倉　どれくらいになりますか。
渡邉　もう20年くらいですかね。
大森　私は3年目です。もともと，医療に携わる仕事がしたいと考えていて，大学に進学するときに，臨床検査技師の仕事があることを知りました。「病気を診断するために必要な検査を行う仕事ってかっこいい」と思いました。
小倉　ご家族が医療関係者ですか。
大森　はい，姉が看護師をしていました。
小倉　医療には親しみがあったんですね。岐阜大学医学部附属病院を職場に選んだ理由は。
渡邉　以前はほかの病院で働いていましたが，より研究を深めたいと思い，大学病院にきました。いまは勉強ができる環境に感謝しています。
大森　大学院で研究をしてきて，臨床の現場で働きながら研究も続けていける環境を探していて，こちらの病院はそんな理想的な環境だと思いました。
小倉　研究への意識が高いですね。
渡邉　私たちは単なるインフォメーションを提供するのではなく，自分たちの知識を高めていく必要性を感じています。もし，私たちが間違った情報を提供してしまうと，医師たちの誤診につながり，患者さんにとってよいことはありません。知識を高めることで，より正確かつ有益なデータを臨床医に提供できると考えていますので，もっと勉強をしていかなくてはならないと思っています。
小倉　判断の基になる知識をいただくので，単純なインフォメーションではなく，インテリジェンスですからね。
渡邉　私たちが取り扱う検査の内容はセンシティブであると同時に，迅速性と正確性が求められていると感じています。ですので，なるべく早く主治医に結果が返せるように努めています。
小倉　この仕事を選んでよかったと感じることは。

渡邉　私たちは患者さんから直接「ありがとう」と言われることは少ないのですが，生理検査をしていて，早期のがんをみつけたときに，主治医から「小さいのにみつけてくれたおかげで，あの患者さんは助かったよ」と聞くと，やっていてよかったなと思います。

大森　検査の結果をただ返すだけではなくて，例えば，パニック値といわれるような生命にかかわるような検査値が出たときに，主治医にすぐ連絡するようにしています。検査技師としてお役に立つことができたと思う瞬間はうれしいです。

小倉　パニック値というのは本当に大変な状況です。かなり異常な数値のことで，医師でもデータを見た瞬間にぎょっとしますからね。報告する基準があるんだよね。

大森　はい，基準を設定していて，滞りなく医師に連絡できるようにしています。

小倉　連絡がつかないときは。

大森　カルテを見て，主治医の次にみている医師に確認しています。

小倉　必ず誰かに伝えるんですね。

大森　少なくとも，近くにいる看護師さんに伝えています。

▶ 精度管理を徹底，当たり前のことを当たり前に

小倉　仕事に誇りをもって業務に携わっている使命感というか，責任感が伝わってきますね。

大森　臨床の現場に検査結果を早く返すことはもちろん，質の高い検査ということを大事にしています。とくに内部精度管理を徹底していて，毎日外来採血が始まる30分以上前から準備をしています。24時間項目では夜勤者が病棟採血の始まる前から準備をしています。いずれの場合も検査がすぐに行えるようにしています。例えば，ある患者さんのコレステロールの値が100という値だとして，別の機械で測ると120という値が出てしまってはいけません。本来の100という値がしっかり100と出るように毎日メンテナンスと精度管理を行っています。

小倉　それって，オートキャリブレーション，ほぼ自動なんですよね。それはどうやって管理するんですか。

大森　固定した値が出る精度管理用の試料がありまして，毎日測っていて，同じ値が出るかどうか確認しています。

小倉　始業前に毎日やっているの？

大森　はい。1日に何回も測定しますので，検査が始まる前と終わったときには，必ず合っているかどうか確認しています。

小倉　だいたい150種類くらいの検体検査がありますよね。

大森　精度管理試料もたくさん種類があって，生化学や免疫など項目によって使い分けて測定しています。また，検査部内で行う精度管理だけでなく，年に数回，外部精度管理があります。国際的な基準に合致しているかどうかを確認することもしています。

小倉　日ごろから「当たり前のことを当たり前に」と言っていますが，本当に徹底的にやってくださっていますね。

大森　24時間機器を利用して結果を出さなければならないため，担当者以外の方が機器を触ることもあります。そのため，どの臨床検査技師がいつ検査を行っても同じようにしっかり値が出せるようにしています。

▶ 臨床検査技師の認知度を高めていきたい

渡邉　検査をする側の者として，臨床医たちが求めているのは迅速性と正確さ，加えて精度が保たれていることだと思っていますが，ほかにこんな検査をしてほしいと希望されることはありますか。

小倉　この15年間，常に満ち足りているので，いまの状態でストレスはないですね。完全に信じていますからね。

大森　これからもきちんとした結果をお返しできるように努めたいです。

小倉　1回でもダメなことがあると，一気に信頼を失うからね。ドクターヘリでも，10年間無事故でも1回事故を起こすだけで，不安になってしまうので。

渡邉　本当に「当たり前のことを当たり前に」ということですね。

小倉　病院は高信頼性組織といって，高い信頼の下で，忙しいけれど，信頼度を保っている組織なので。

大森　今後も努力を続けていきます。

渡邉　病院というと，医師や看護師は皆さんすぐに思いつくのですが，私たち臨床検査技師の名前をあげる方は少なく，一般の方の認知度は低いと思います。チーム医療を紹介するスライドなどでも，私たちの名前はなかなかあがってこないので，少し落ち込みます…。もっと院内，院外でも貢献するような活動を行い，認知度を高めていきたいと思っています。

小倉 ラグビーで例えるならば、試合中は監督からの指示は入らない。だから、キャプテンを含めたメンバーの統合された意思でプレーが決まります。まさにチームなんですよね。いまチーム医療というワードが流行している傾向がありますが、必要なメンバーが集まっていったらチームになるという気がします。これからも高いレベルで安定した業務を続けてください。

医療スタッフ　臨床検査技師

臨床検査技師とは

医師の指示に基づき、患者の血液や尿、心電図や脳波などを検査する医療技術者。検体検査では、患者の血液や尿などを調べ、病気の原因を探したり、組織や細胞の検査を行う。生理学的検査（生体検査）は、脳波検査や心電図検査、超音波検査など、患者の身体の表面や内部の器官からのデータを採る。また、輸血業務や製剤管理なども行っており、病気の早期発見だけでなく救急医療にも貢献している。

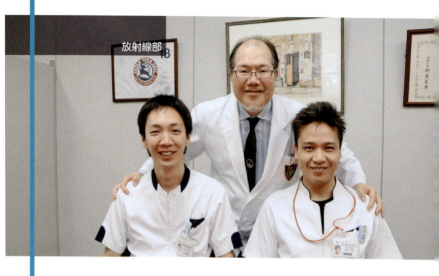

患者さんを不安にさせない放射線治療を

病院長 ✕ 放射線部　放射線技師　**松山 勝哉・岩田 竹史**

▶ X線撮影からシステム管理まで

小倉　放射線技師は，患者さんにとってもイメージしやすい仕事内容が多いと思いますが，具体的にはどのような仕事をされていますか。

松山　X線撮影やCT，MRIをはじめ，病院によっては超音波検査などがあります。私は放射線治療を担当しています。

岩田　当院のように，病院によっては医療安全にも力を入れていたり，電子カルテや病院の検査システムを管理したりする業務もあります。私のメイン業務は，電子カルテとは別にある放射線部専門のシステムの維持・管理を担当しています。

小倉　患者さんからすると，「レントゲン」のイメージはありますが，システムを維持する仕事もあるというのは知らないかもしれないね。放射線部には何名の技師の方がいますか。

松山　42名います。技師長が1名，副技師長3名，8名の主任が各部門に専従で

いて，若い技師が各部門をローテーションして回っています。

岩田　システムの取り扱いは3名の技師が担当しています。

小倉　8名の主任の内訳は。

松山　血管造影，CT，アイソトープ，MRI，放射線治療，画像情報，一般撮影，安全管理です。

▶ 患者さんと信頼関係を築く

小倉　どうして放射線技師を目指そうと思ったのですか。

松山　そもそもそういう職種があることを知らなくて，高校のころ，進路を考えて

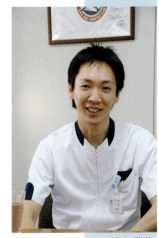

松山 勝哉

いるときにたまたま冊子を見ていて知りました。そのころ放射線に興味があって，専門に学んでみたいと思って進学しました。

岩田　姉が看護師で，医療現場での仕事の話を聞いていたのと，手に職といわれるように，資格をもっているのがよいと思って目指しました。

小倉　実際に現場で働くようになって，心がけていることは。

岩田　患者さんを不安にさせたくないので，話し方は極力気をつけています。また，検査によってはつらい体勢もあるので，どのようにしたら負担がかかりにくい検査をできるか考えています。

松山　技師になったころ，上司から最初に患者さんの接し方について，徹底的に指導されました。例えば，ホテルマンと同じ感覚で，声をワントーン上げて明るく話すように言われたことをいまでも実践しています。

小倉　まさにサービス業だね。医師はあまりやっていないよね。

松山　患者さんの目線になりますね。上から話さないようにしています。

岩田　それが普通で，当たり前のように育てていただきました。

小倉　苦労していることは。

松山　普通の検査ですと，1回行ったら，その患者さんと次にお会いする機会は少ないのですが，放射線治療の場合，一度始まると，毎日患者さんが通ってこら

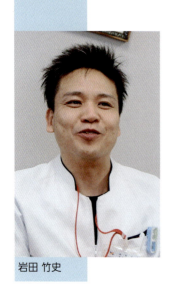

岩田 竹史

れて，毎日顔を合わせますので，コミュニケーションをとって，患者さんと信頼関係を築くことが大切になってくると思います。

小倉　一般撮影のX線よりも患者さんと接する機会は多いですか。

松山　毎日決まった時間に顔を合わせますので，気軽にお話する関係になることもあります。

小倉　そうすると，患者さんの緊張感もほぐれやすくなりますね。

松山　初めて経験される方が多く，緊張される方もいらっしゃるので，リラックスして受けていただけることが大切だと思います。

▶ 求められる的確な技術；照射の誤差は1mm以内

小倉　仕事のやりがいや誇りに感じていることは。

松山　メインが放射線治療になりますが，根治照射の方もいらっしゃれば，緩和照射の方もいらっしゃいます。痛みがある患者さんに照射して，痛みが和らいだり，引いたりしたときに，「ありがとう」と言ってもらえるだけで，疲れが吹き飛んで，モチベーションも上がっていきますね。

小倉　治療はだいたいどれくらいの時間がかかるんですか。

松山　早い方は10分もかかりませんが，長い方で1時間くらいです。放射線の当て方にもよります。その治療を20〜30回，月〜金曜日まで毎日やります。

小倉　技師の皆さんはどのように治療にかかわるんですか。

松山　放射線治療でも，照射と機械を管理する担当がいます。かつては照射を担当していましたが，いまは管理を担当しています。照射は，治療室に入ってもらって，患者さんの位置を合わせて，当てる場所が本当に合っているかどうか，写真を撮って確認しています。医師にも確認してもらい，位置が合っていて問題がなければ，放射線を当てていきます。

小倉　かなり的確な技術が求められますね。

松山　精度の高い照射だと1mm以内です。場所にもよりますが，頭部の誤差の許容範囲は1mmです。

小倉　「これくらいでまあいいか」というのは許されないからね。

松山　放射線の量も多いので，当て損なうと影響が出てしまいますからね。当てる位置を間違えてはならないので，かなり神経を使います。治療は基本的に技師2人でダブルチェックしています。

小倉　位置の確定が一番気を遣うね。

松山　患者さんが寝ている間に，少しでも動くとずれてしまうということもあります。

小倉　長い場合は，少し動いてしまいそうだね。

松山　いまは監視する技術が進んでいて，身体の上に赤外線を反射するマーカーが付いていて，患者さんが動くと数値も動いて，身体が動いたことがわかる仕組みもあります。

小倉　もし患者さんが動いたら，どうするんですか。

松山　一度止めて，合わせ直します。

小倉　なかなか1時間もじっとしていられないよね。

松山　基本は仰向けで寝た状態になります。患者さんと話し合って，理解していただいています。

小倉　システムは，通常に動いて当たり前というのが大前提になるけれど，気を遣っているところは。

岩田　動いていて当たり前，止まったらダメという感覚は常にもっています。基本的に，使っている医療者に少しでもよいシステムであると思ってもらえるようにしたいと，日々考えています。止まったときには，少しでも早くリカバリーできるように努めています。

小倉　システムの開発は，設計上こういうシステムにしたいという要望を技術者に伝えているんですか。

岩田　はい。現場で働いていて，こういうのが使いやすいというシステムの内容を提案して，一緒に開発していきます。

小倉　システムが完成したときに想定したものと違うことはありませんか。

岩田　誤差を少なくするために話し合いを重ねています。デモ版が入ったときに思い描いたものになるように修正しています。

▶ 技師としての使命感，喜びを発信してほしい

岩田　医師の立場から，放射線技師に期待することはありますか。

小倉　技師の人数は，病院が現在の柳戸地区に移転する前の司町にあったころから比べると，倍以上の 42 名に増えました。人数が増えたことにより，症例数だけでなく，質も確実に上がっていると思っています。一方で，職員には皆さんの活躍がしっかり伝わっていないような気がします。もっと情報を発信していってもよいと思います。「放射線部便り」のようなものを発行して，「うちの放射線部はこんなにすごいんだ」というように，技師さんは技師さんの立場から，面白さやミッション，喜びを伝えて，もっとアピールしてほしいと思います。病院のなかの非常に重要な部門を担っていることは誰もがわかっているので，そこにとどまらず，もっと攻めよう。ディフェンスだけでなくオフェンスも心がけて，将来にわたって頑張っていただきたいと思います。

放射線技師とは
医師の指示を受け，検査や治療のために X 線やその他の高エネルギー放射線を人体に照射する医療技術者。X 線などの一般撮影をはじめ，血管造影，CT，アイソトープ，MRI，放射線治療，画像情報，安全管理などの業務を担っている。

病院を支える人たち②
有 資 格 者

医療職にかかわる資格はどのような仕事があるの？
病院の食事はどうやって決まるの？

臨床工学技士（MEセンター）

理学療法士・作業療法士・言語聴覚士（リハビリテーション部）

視能訓練士（眼科）

医療ソーシャルワーカー

認定遺伝カウンセラー（遺伝子診療部）

管理栄養士［院内］（栄養管理室）

管理栄養士［委託］（シダックス㈱）

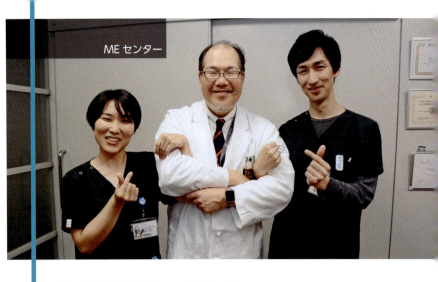

MEセンター

医療機器の操作，管理のスペシャリスト

病院長 × MEセンター　臨床工学技士　小嶋 寛正・和田 典子

▶ 生命維持管理装置の操作・管理に携わる

小倉　臨床工学技士（ME）とは，病院のなかでどういった仕事をしているのか聞かせてください。

和田　医師の指示の下，大学病院内にある生命維持管理装置などの医療機器の操作や保守点検を行っています。

小倉　一般の人に一言で説明するとき，的確に表現するのがなかなか難しいよね。まずMEから説明しないと。

小嶋　そうですね。MEとはmedical engineerの略で，日本語にすると臨床工学技士です。CE（clinical engineer）と呼ぶこともあります。

小倉　具体的には，どのようなところで業務を行っているの。

小嶋　救命救急センター，集中治療室，透析室，手術室，心臓カテーテル室，内視鏡室などです。

小倉　オペ室ではどういった業務をするの。
小嶋　人工心肺装置の操作や手術支援ロボット「da Vinci®」のセッティングなどですね。
和田　内視鏡室では，治療のときにメスと注射の入れ替えなど，医師の補助をします。
小倉　内視鏡の中のカテーテルを取り替えて渡すということ？
和田　そうです。
小倉　機器の管理だけでなくて，処置も手伝うんだ。
小嶋　治療の介助もするようになりました。
小倉　内視鏡をセットして，洗浄することを中心にやっていると思っていたけれど，それは初耳だ。カテーテル室では？

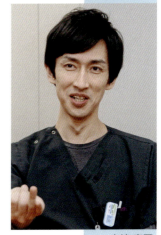

小嶋 寛正

有資格者　臨床工学技士

小嶋　ペースメーカーの植え込みの立ち会いや，心臓内部で不整脈の原因となっている部分を高周波で焼き切る「アブレーション（心筋焼灼術）」という治療をするときに，診断装置の操作をしています。
和田　救命救急センターや集中治療室では，救急の血液浄化療法も行っています。
小倉　ME を一言でまとめると，医療にかかわるあらゆる機器を操作するスペシャリストということだ。しっかり言葉にできると，自分の仕事にアイデンティティがもてるようになるね。

▶ 必要性の高い国家資格

小倉　どうして ME を目指したの。
小嶋　よく聞かれますね。
小倉　定番，定番。僕がなぜ医師になったのかと聞かれるのと一緒。
小嶋　医療系の国家資格をとろうと。
小倉　これで ME が国家資格だということがわかるよね。
小嶋　そうですね。いろいろ調べたら，放射線技師，検査技師などがあって。さらに調べていくと，「これから必要性の高い資格」と書いてありました。20 年ほ

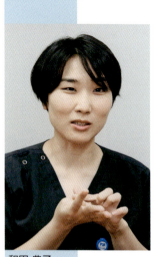
和田 典子

ど前ですかね。

小倉　いい読みだね。小嶋くんがきたころ，臨床工学技士は3名だったけれど，いまは14名と病院も必要性を感じて増やしていった。こういう時期は，もう少し続くよね。

小嶋　人が増えて助かりました。

和田　高校生のときには職種自体も知らなかったんですけど，調べてみたら，実家から通える所に専門学校がありました。見学に行って，「人工心肺がやりたい！」と思って，目指しました。

小倉　どうして高校のときにやりたいと思ったの？　ドラマか何かを観て？

和田　見学のときに人工心肺のビデオを観せてもらって，やりたいと思いました。実はPHSにもつけているんですよ。心臓のストラップ。

小倉　マニアだよね。

小嶋　リアルだね。

小倉　それは売っているの？

和田　はい，ネットで探して。

小倉　和田さんは血液の動きが好きなんですね。人工心肺は，装置につないで，ポンプを回し始めた瞬間，血液がざっと流れて，その後，身体に戻っていく。そのダイナミックな血液の動きに心を奪われていったと思うよ。

和田　そういえば，小さいころから図鑑などを見ていたかも。血液と心臓の形が好きです。

小倉　MEを目指していた同級生はいたの？

和田　いませんでした。看護師を目指す人は何人かいましたけれど。

小嶋　高校では，私1人だけでした。小さいころ，プラモデルを作るのが好きでしたね。

小倉　MEはもともと，病院で機械を点検していた人が臨床の現場に出てくるようになった。僕が若いころの工学技士は，常にハンダ付けをしている感じだった。

ある意味，技士は職人だね．

▶ 岐阜大学医学部附属病院は症例が集中するから力がつく

小倉　MEという仕事に就いたときの印象は．

小嶋　岐阜大学医学部附属病院にくる前は，透析だけを行っている病院にいたので，透析を専門にやっていましたが，こちらでは，人工心肺装置や人工呼吸器なども扱うようになって，忙しさに圧倒されましたね．しかも当初は3名で，そのうち私も含めて2名が新人でしたからね．当時は機械を見て触って覚えるというような感じでした．

小倉　初期のころはそういう傾向が強くなるよね．僕が教わった教授も，僕が初めての弟子で，朝から晩までずっと貼りつけだった．言い換えると，自分に症例が集中するから，ぐっと力がつくよね．

小嶋　はい，経験を積むことができました．やるしかないという感じでしたけれど．

小倉　和田さんのときは何名くらいいたの？

和田　同期は2名で，全員で5名でした．

小倉　最初の赴任が大学病院だと，それくらいが普通になるよね．最近は業務の隙間ができないように人数を増やして，交代勤務で誰かが必ずいるようなシステムをようやく整えることができたね．

▶ 病院の中枢を支える大切な人たち

小倉　日ごろから大切にしていることは．

小嶋　医師の方々とコミュニケーションをしっかりとるように心がけています．

和田　医師の方々も優しいので，安心してお話ができます．

小倉　ちょっと待って．そうなの？ 優しいという評判は初めて聞いたけれど（笑）．

和田　最初のイメージはきついことを言われるかなと思っていましたが，そんなことはありませんでした（笑）．

小倉　MEとして意識していることは？

小嶋　自分が失敗したら，患者さんが危機的な状況になるので，気を引き締めています．医療機器の取り扱いは命に直結することもありますので，しっかり業務

にあたっています。

小倉　失敗したことはないの？

小嶋　ありません。

小倉　整備した機器が不調になって，「あっ，しまった」というのはないの？

小嶋　完璧に点検していても機械なので，急に故障することはあります。

小倉　そうかそうか。なるほどね。

小嶋　点検は完璧にしていても，不可抗力というのはありますけどね。

和田　確かに。

小嶋　急な故障への対応も重要な仕事と認識しています。

和田　命にかかわる業務ばかりなので，緊張感があります。救急車のサイレンが聞こえたら，これは私たちが出動しなければならない症例かなと思うこともよくあります。私たちが向かうときは超緊急事態なので，PHSが鳴ると，どのような患者さんが来たんだろうと思います。

小倉　この仕事は365日，24時間の業務だしね。使命感を覚えるときは？

和田　緊張感で吐きそうなときがありますよ。

小倉　どういうときに？

和田　ECMO（エクモ）のときです。

小倉　ECMOというのは，人工肺とポンプを用いた体外循環回路による治療で，かつては羊で実験していた。熊本大学が日本で先行していて，研修医のときは熊本まで研修に行っていた。人間の心臓と肺の代わりとなる人工肺とポンプを使って，体内から血液を出すこと。ここにトラブルがあると命を落としてしまうよね。

和田　超緊急の血液浄化の場合，血圧が50〜60くらいで。

小倉　敗血症，感染症などで血液浄化するときは，もともとの血圧が低いので，医師は必死に血圧を上げようと，輸液したり，輸血したり，点滴したりする。ポンプが横にあって，ぐるっと一周した瞬間，血圧がすっと下がる。20ccの血液が抜けたときに血圧が下がる。そういう場合，僕らも血圧が下がるような思いをする。

小嶋　目の前で患者さんが危ない状況で，血液浄化療法を行わないと助からないというときは緊張しますね。

小倉　逆に，そういう患者さんがよくなっていくと，「ヨッシャー」と思うよね。

小嶋　チームの一員として，喜びを感じる瞬間は同じですね。

小倉 ME という仕事は，よく知っているつもりだったけれど，実際に話を聞いてみると，知らないこともいっぱい出てきた。いまでも患者さんが運ばれてきてドキドキしているとは思わなかったなあ。仕事に対するひたむきさをもちながら，後輩が増えて，たくましくなったようにも感じます。これからも病院の中枢を支える大切な人たちなので，ぜひ頑張ってほしいです。

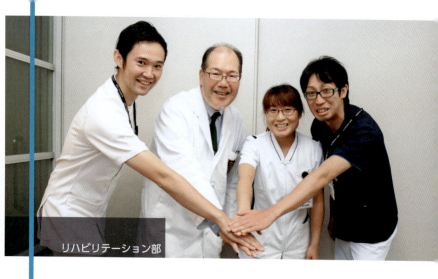

リハビリテーション部

リハビリテーションの専門職
早期リハビリテーションに全力

病院長 × リハビリテーション部　理学療法士　愛宕 良彦　作業療法士　桝田 臣弘
言語聴覚士　山中 真理奈

▶ 手術後のリハビリテーションにも幅広く介入

小倉　リハビリテーション（リハビリ）の専門職である理学療法士，作業療法士，言語聴覚士の仕事について，改めて聞かせてください。

愛宕　理学療法士（physical therapist＝PT）は，「寝る」「起きる」「座る」「立つ」といった基本的動作や，「歩く」という歩行能力を改善させるために，関節の運動をしたり，筋力のトレーニングをしたり，バランスの練習をするなど，さまざまな動作練習をしています。岐阜大学医学部附属病院では，脳卒中などの脳血管障害だけでなく，整形外科や小児科，皮膚科や呼吸器内科，救急など幅広く，手術後のリハビリにも介入していきます。主治医から，療養のために身体を動かさないで安らかにしている度合いを示す「安静度」を指示されたうえで，できるだけ早く身体を起こして，早期離床に努めています。

桝田　作業療法士（occupational therapist＝OT）は，脳梗塞や整形外科疾患など，身体機能障害をもった方々に，機能訓練に加えて，日常生活の不自由さを感じている方にリハビリをしています。例えば，足を骨折している方や手が使えない方がトイレに行けたり，服を着替えられたり，食事ができるようにするための訓練や，動作を助ける自助具などを製作しています。

山中　言語聴覚士（speech-language-hearing therapist＝ST）は，脳梗塞などでうまく話せなかったり，話が理解できなかったりする言語障害や，咽頭がんなどで声帯が影響を受けて声を出しにくい音声障害や，じょうずに噛めなかったり，飲み込めない嚥下（えんげ）障害の患者さんに訓練したり，助言したりしています。大学病院の特徴としては，補聴器で対応ができなくなった聴力障害の方に人工内耳の調整なども行っています。

愛宕 良彦

有資格者　理学療法士・作業療法士・言語聴覚士

▶ 多職種とのカンファレンスで確認

小倉　日ごろから大切にしていることは。

桝田　少しでも早く身体を起こすことができるように意識しています。医師と共通した認識として，寝ていることに一つもよいことはないと考えています。安静のためにベッドで横たわっている臥床（がしょう）という状態であれば仕方ありませんが，安静度を守ったうえで，起き上がるという離床は，回復するにあたって大きな利益をもたらします。

愛宕　1日寝ていると，筋力が1.0〜1.5％落ちるとされ，健常者でも寝ている状態が2週間続くと，筋力が落ちてしまうことが明らかになっています。筋力低下を予防できるだけでなく，肺炎など合併症のリスクを少しでも減らすことにもつながります。

小倉　共通の患者さんをみることも多いと思いますが，医師との連携やリハビリでの連携はいかがですか。

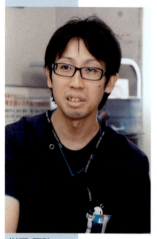

桝田 臣弘

山中　PTやOTの方々と協力して、少しでも次の病院に行ったときに食べられるようにもっていくことが自分たちの役割と思うとやりがいを感じます。

愛宕　多職種で行われるカンファレンスが定期的にありますので、わからないことをあらかじめ担当者に伝えて確認したり、時間があまりないようなときは、カルテにメッセージを残したり、直接電話でやりとりしたりして、安静度を確認して、リハビリを進めるようにしています。聞いたらレスポンスも早く返ってくるので、やりやすい環境です。

山中　ご家族や本人の希望もあり、絶食の方に1日でも早く食べたり、飲んだりすることを始めたいとき、主治医に聞きやすく、安心して取り組めています。

小倉　医師もリハビリは重要であると思っているからだと思います。皆さんから医師に進言することはありますか。

桝田　例えば、もう少し固定したほうがいいと思い、医師にその旨を伝えた場合、しっかり聞いてくださるので、怖がらずにリハビリができています。

山中　転院が早いと、「これから声が出てきそう」という患者さんをみられないのは残念です。

小倉　医師に「あと2，3日やらせてくれたらよくなります」という意見を伝えることはあるのですか。

山中　相談させてもらうことはあります。

小倉　皆さんに手ごたえがあり、「あと2，3日は必要」という感覚があれば、伝えてもらってよいと思います。

桝田　それを言えるだけの根拠をもってやれるようにしたいと思います。

小倉　大学病院なので、データで示すというのは重要になりますね。逆に苦労しているところは。

愛宕　退院がすごく早いので、例えば、脳外科の患者さんの場合、麻痺の症状が

少し改善して，これからいろいろなことができるかなというときに回復期の病院に転院されるので，長期的にどれくらいよくなっていくかを追えないということがありますね。

小倉　そういう意味では，回復病棟も併設して，回復リハビリまで行える「ケアミックス」が整うと完璧だけどね。

桝田　以前は回復期の病院にいました。患者さんがよくなってきて，自宅に帰るというリハビリの醍醐味がありましたが，その反面，急性期でもう少し離床を早くしていれば，もっと回復が早かったのではと感じていました。大学病院では，医師も看護師も一体となって早期リハビリができていて，認識が変わりました。

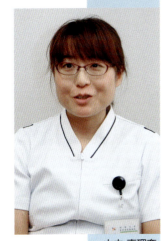

山中 真理奈

有資格者　理学療法士・作業療法士・言語聴覚士

▶ 早期から動かすための訓練を追究

小倉　岐阜大学医学部附属病院に勤務して，感じていることは。

桝田　手外科疾患をみるハンドセラピーに力を入れてきたので，手外科の専門医がいる大学病院はとてもやりがいを感じています。治療期間の短縮，早期の復職を目指して，早期から動かすための訓練も日々追究しています。手術も見学に入らせてもらっています。どれくらいの強さで縫ったのか，どれくらい動かしても縫った組織が切れないかなど，術中に確認しています。そのうえで，自信をもって早期から動かしていくというリハビリに取り組んでいます。

愛宕　以前に在籍した職場は脳神経外科病院でしたので，1つの診療科に特化していましたが，大学病院ではほかではみられない特別な疾患もあり，オールマイティなため，毎日が勉強です。やりがいのある仕事だと改めて感じています。

山中　いろいろな患者さんや疾患をみさせていただきましたが，NICU（新生児集中治療管理室）にいる赤ちゃんのリハビリをするとは思っていませんでした。最近では，がんのリハビリも始まりました。範囲が広がり，勉強させてもらっています。

小倉 以前から頑張っているのは知っていましたが、さらに頑張っているのを感じました。これからもチームの一員として頑張っていきましょう。

> **理学療法士とは**
> 自立した日常生活が送れるよう支援する、医学的リハビリテーションの専門職。「寝返る」「起き上がる」「立ち上がる」「歩く」などの日常生活を行ううえで基本となる動作の改善を目指す。関節可動域の拡大、筋力強化、麻痺の回復、痛みの軽減など運動機能に直接働きかける治療法から、動作練習、歩行練習などの能力向上を目指す治療法まで、動作改善に必要な技術を用いて、日常生活の自立を目指す。

> **作業療法士とは**
> 身体が不自由な人や精神に障害のある人をさまざまな作業を通じて治療、訓練し、社会復帰ができるように手助けする。運動や感覚・知覚、心肺や精神・認知などの心身機能に関する「基本的動作能力」、食事やトイレ、家事など日常で必要となる「応用的動作能力」、地域活動への参加、就労・就学などの「社会的適応能力」を維持・改善し、「その人らしい」生活の獲得を目標にしている。

> **言語聴覚士とは**
> 「話す」「聞く」「表現する」「食べる」などの障害に対して、訓練や指導、助言などを行う専門職。脳卒中後、うまく話せない、話が理解できない、文字が読めないといった「言語障害」、咽頭がんなどで声帯が影響を受けて声を出しにくい「音声障害」、じょうずに噛めない、飲み込めないといった「嚥下（えんげ）障害」など、コミュニケーションや食べる障害に対応している。人工内耳の調整なども行う。

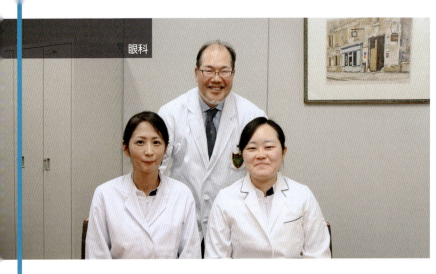

斜視や弱視の患者を訓練

病院長 × 眼科　視能訓練士　濱﨑 利恵・篠原 雅子

▶ 年間延べ250名を訓練　医師に検査の提案も

小倉　視能訓練士のお仕事について聞かせてください。
濱﨑　眼を専門とする検査技師で，斜視や弱視の子どもたちの訓練をしています。
小倉　だから視能訓練士という名前なんですね。
濱﨑　そうなんです。「眼科検査技師」ではなく，「視能訓練士」なんですね。もともとは医師が検査のなかで斜視や弱視の業務まで手が回らないということで誕生しました。
小倉　岐阜大学医学部附属病院では年間どれくらいの訓練を行っていますか。
濱﨑　新規を数えていませんが，延べ数で250名ほどです。
小倉　皆さんお子さんですか。
濱﨑　基本は子どもたちで，手術に向けた訓練になります。斜視のある子どもたちは，手術した後，50％くらいの確率で斜視に戻るといわれています。戻らない

ために，手術までに眼の周囲の筋力トレーニングなどの訓練を行っています。

篠原 その他には，弱視の患者さんが来ます。視力が弱い子どもたちには，よいほうの眼を隠して，視力が弱い眼で物を見る訓練を重ねてアドバイスしています。

小倉 視能訓練士はいま何名ですか。

篠原 6名です。

小倉 1日の流れはどのような感じですか。

濱﨑 基本的に，午前中は予約の患者さんの検査をしています。6名いますので，機能別に効率よく業務にあたっています。午後は保育所や幼稚園，小学校から子どもたちが帰ってくる3時過ぎから，訓練がスタートします。

小倉 眼科医，看護師，視能訓練士は，チームのなかでどういった役割分担になりますか。

濱﨑 医師が診察して，症状を確認した後,「この検査をしてほしい」というオーダーが入ります。

小倉 医師と話すことは。

濱﨑 安定している所見の方はあまりないですが，私たちから症状をみて，ほかの検査も追加したほうがよいのではとお話することはあります。トレーニングメニューを組み立てるときは，医師から聞かれることも多く，提案をお伝えしています。

▶ 専門知識を習得　一生の仕事にしていきたい

小倉 視能訓練士を目指そうと思ったきっかけは。

濱﨑 もともと岐阜大学医学部附属病院の眼科の外来で看護師として働いていました。眼球は直径25 mmくらいの構造なのに，眼に炎症があると内科や外科に関連する手術もあれば，斜視や弱視もあって，たくさんのことが詰まっていると感じました。看護師の知識だけでは専門性は得られないと思い，視能訓練士になろうと学校に通うことにしました。

小倉 看護師から転身されたんですね。

濱﨑 現場実習があったので，一度看護師を辞めましたが，ここで募集がかかっていたので，検査技師として戻ってきました。

篠原 私は小さいころから病院で働くことに憧れがありました。岐阜県内の専門学校で視能訓練学科があることを知って，私自身も視力が悪かったので，しっか

り勉強したいと思いました。3年生の実習のときに病院で患者さんと触れ合ったり，検査したりしたときに患者さんに感謝され，「頑張ってね」と声をかけられて，一生の仕事にしていきたいと強く思うようになりました。

小倉 どうして病院で働きたいと思ったの。

篠原 もともと病院のドラマを観るのが好きで関心をもちました。

濱﨑 看護師ではなかったんだ。

篠原 注射したり，採血で針を刺したりするのが怖いなあと。あと，数字や図形が得意分野で面白みを感じました。

小倉 視野の角度などですか。

篠原 レンズの度数を計算したり，患者さんに眼鏡を選定するときに数字を使ったり。

小倉 なるほどね。

▶ 患者さんの回復の声が励みに

小倉 この仕事をやっていてよかったことは。

濱﨑 視野を失って，新聞が読めないという高齢の方がいらっしゃいました。家族とも疎遠で，回覧板を回すのに一苦労するとお話されていました。当時，2～3時間かけてお話を聞いたり，時間をかけて眼鏡を調整したりしていました。次に来られたとき，「見えるようになった」という話を聞いて，「これがやりたかったんだ」とその方のおかげで初心を思い出すことができました。

篠原 交通事故に遭われて，その後，斜視になって物が二重に見えるという方がいらっしゃいました。手術もできず，経過をみていくしかありませんでした。そこで，レンズの屈折を利用して，1つに見えるようにする眼鏡で対応していました。しばらくお目にかからなかったのですが，ある日，初診で来られて，「治ったんです。斜視は全部なくなったんですよ」とわざわざ報告しに来てくださったときはうれしかったです。

小倉 視能訓練士にお礼を言いに来たんですか。

篠原 そうですね。その方は気分も晴れやかな感じで感動しました。

小倉 それは感動しますね。心の支えになっているんですね。課題はありますか。

濱﨑 いまは職員のバランスがとれて，安定しているように感じます。一方で，メディカルスタッフを考えた場合に，眼科の外来のなかでの活動になるので，他

有資格者　視能訓練士

部署や他職種との交流も限られているのが現状です。例えば，理学療法士や作業療法士，言語聴覚士などリハビリテーション系のスタッフや，放射線技師や臨床検査技師などの技師など，医療職でも看護師でもないメディカルスタッフと話すことがほとんどないので，働き方など，意見を交換できる機会があるとよいと思います。

小倉　作ったらいいんじゃない。メディカルスタッフ懇談会とか。

濵﨑　いろいろ情報交換できる場があると，仕事の面でも一体感が生まれてチーム医療にも弾みがつくと思います。

小倉　患者サービスの一環としても重要ですね。

▶ 認知度を上げる取り組みをしていきたい

濵﨑　現場の改善をどのように考えていますか。

小倉　病院では聞き慣れないかもしれないけれど，一般的なビジネスの世界では，ES（employee's satisfaction）なくしてCS（customer's satisfaction）なしという言葉があります。従業員が満足しない企業に，顧客満足はないという考え方です。病院において，その考え方をどのように実現できるかは非常に複雑なんですが，単純に人数を増やしたら楽になるわけではなくて，システマティックに運用していくことが大切なんですね。いまの視能訓練士の皆さんは，立ち上げたときは2名でしたが，増員したことで機能的になって，実質的に患者サービスにつながっていると聞けたことが，僕にとって最高の喜びなんです。今後，さらに磨かれていきたいことはありますか。

濵﨑　より高いレベルの訓練を行えたり，新しい検査方法を導入したりできるように，勉強会などにも積極的に参加していきたいです。また，視能訓練士という仕事がまだあまり知られていないので，例えば，看護の日みたいに，目の愛護デーに視能訓練士がロビーなどで，簡単な視力検査をして差し上げるとか，眼鏡が合っているかどうか眼科の診察を促すとか，認知度を広げる活動ができたらいいなあと思います。

小倉　やると決めたらすぐにでも取り組んでみていただきたいですね。

篠原　やってみたいです。

濵﨑　医師ではないけれど，相談窓口を設けてアドバイスしたいですね。

小倉　「やりたい」という自発的な思いが大切ですね。まずは小さいところで，相

談窓口を始めて，目の愛護デーに合わせて企画を考えていくこともよいですね。

濱﨑 ドキドキワクワクしてきました。

篠原 個人的には，目指すところは濱﨑さんです。技術的な面でいえば，ある程度できるようになってきました。しかし，年上の患者さんとかかわることが多く，人生経験もまだ浅いため，相談されても的確にすぐ答えられないこともあります。今後経験を重ねながら，先輩の姿も参考にして，患者さんに寄り添える視能訓練士を目指して，より成長していけたらと思います。

小倉 師を追い抜くのが弟子の仕事だから。これまで，何となくわかっていたようでいましたが，知らないことがまだたくさんあることがわかりました。眼科という狭い範囲とはいえ，この病院の重要な部分を担っていただいてありがとうございます。先ほど，お二人が気づいたように，まだまだやれることがありそうですので，やらない理由を探している間に動いてください。これからもよろしくお願いします。

有資格者　視能訓練士

視能訓練士とは

眼を専門とする検査技師。「見る機能＝視能」を医師の指示の下，検査，評価，訓練を行っている。視力・視野検査などの一般の検査をはじめ，斜視・弱視など視機能回復訓練，低視力者への眼鏡・ルーペなどの調整とリハビリテーションなどを行っている。

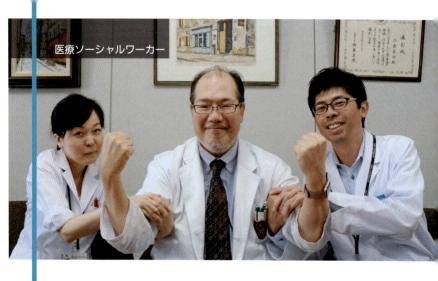

患者，家族の要望を いち早く実現に導く

病院長 × 医療ソーシャルワーカー　澤﨑 久美子・多田 真

▶ 積極的に情報収集　安心して治療に専念

小倉　1日はどのようなスケジュールで仕事しているの。

多田　朝8時半から医療ソーシャルワーカー（MSW）内でスケジュールの確認を行って，前日にかかわった患者さんの申し送りをします。その他，患者さんや家族と面談したり，電話相談したり。転院調整の話だけでなく，社会保障制度や社会福祉制度の話をしたり，行政機関などからも電話が入ったりするので，あっという間に1日が終わってしまいます。

澤﨑　毎日，各病棟のカンファレンスにも参加しています。事前にカルテを見て，患者さんの情報をキャッチしています。医師や看護師さんとコミュニケーションを図れますし，積極的に情報収集して，安心して治療に専念していただけるようにと常に考えています。

小倉　仕入れた情報にずれはあるの？

澤﨑　専門職としてそれぞれの視点に違いがあるため、例えば、在宅サービスの利用状況について、新たな情報を得ることはあります。

小倉　いまは何名で活動して、どれくらいの患者さんにかかわっているの？

澤﨑　2017年10月1日から5名となりました。2名のときは年間延べ4,500〜5,000件にかかわりました。

▶ 転院する希望先の選択肢を広げる

小倉　患者さんが転院するにあたって、どういうかたちで交渉するのか知りたいな。

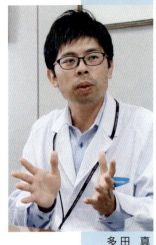

多田　真

多田　治療が落ち着いてきて、今後、日常生活に戻っていくために、患者さんのいまの状態や家族の状態など、生活状況全般についての情報収集をします。例えば、リハビリテーション転院の場合、「何を目標にリハビリテーションをしていくのか」などを見立てていくところから始まります。

小倉　顧客シートみたいなものを作るの？

多田　まずは口頭で転院先の担当者に相談します。その後に、ADL（日常生活動作）や経過、必要な医療行為などがわかるような、岐阜地域で統一して使っている用紙を送っています。

小倉　ファクスせず、口頭で伝えるというのは、どういうところがいいの？

多田　例えば、トイレで一部介助が必要と書いてあっても、実際にどのような介助が必要なのかわかりません。ペーパーではみえない生活背景や家族関係などを伝えていくこともできます。そのようなことを伝えるのもMSWの役割であると思っています。

小倉　澤﨑さん、異論ありそう。きれいごとすぎる？

澤﨑　基本的にはそのとおりです。日ごろ言っているのは、転院の相談をしていくうえで大事なことは、転院先の病院に「振り向いて」もらうために、病院にどのようなメリットがあるのかということをまず前面に打ち出していきます。それ

有資格者　医療ソーシャルワーカー

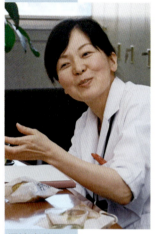
澤﨑 久美子

によって，家族環境を先に伝えるのか，ADLを先に伝えるのか，医療費的なことを伝えるのかが変わります。

小倉 それは，SBAR〔状況（situation），背景（background），評価（assessment），提案（recommendation）〕といって，看護師や医療スタッフが情報を伝えるのに必要なことのまずは一番目。つかみが大事ということと一緒だね。

澤﨑 なるべく患者さんや家族が希望する病院でみていただきたいので，医師からご連絡をいただいた病院に加えて，「この病院はどうでしょうか」とお話しさせていただいています。そうすることで，転院する希望先の選択肢が広がるようにしています。

多田 家族とのかかわりのなかで気をつけていることは，家族と患者さんの希望，医療者の考えにずれがあるときに，誰かの意見を優先するのではなく，十分に話し合いをするように心がけています。とくに急性期の患者さんは在院日数が短いため，コミュニケーションを図れる機会が少ないので。

小倉 ついつい見逃しがちだね。

澤﨑 家族関係もさまざまです。家族が遠方にいらっしゃる方も多いんです。病棟スタッフと共に，私たちMSWも家族構成や介護状況などの情報をかかわりのなかでキャッチしながら，医師や病棟スタッフとも協働し，率先していかなければならないと思っています。そして，当院は長期入院できないことが大前提にありますので，転院や自宅に帰っていただくにあたり，私たちのかかわりが遅かったことにより，適切な時期での退院ができないということはあってはならないと思っています。

小倉 そういう努力が，日本国内の大学病院のなかで，うちがもっとも在院日数が短いことにつながっていると思います。

多田 病院長からみた岐阜大学医学部附属病院の強みを聞きたいです。

小倉 大学病院は基本的に診療科ごとの縦割りが多いけれど，岐阜大学医学部附

属病院は高次救命治療センターが大きく横串を通しているので，風通しがいい。とくに現場レベルではいい病院だなあと思っています。

多田 患者さんにとっても有益なことですよね。

小倉 病院長としては，「最高の患者サービスを提供する」。その一言をどれだけ実行しているか，ずれがないようにできるかというところを一番大切にしています。座談会を開いてみてどうだった？

多田 「どらやきの先生」とか，本で読んでいる先生とか，遠くからみていた小倉先生とお話しできてうれしいし，少し身近に感じさせてもらいました。

澤﨑 この時間を振り返ってみると，小倉先生の，院長である前に，医師としての原点をうかがうことができてよかったです。

小倉 二人の業務は，まさに岐阜大学医学部附属病院の一丁目一番地にある「最高の患者サービスを提供する」入口と出口を支えていただいています。これからもよろしくお願いします。

医療ソーシャルワーカーとは

保健医療機関において，社会福祉の立場から患者やその家族の方々の抱える経済的・心理的・社会的問題の解決，調整を援助し，社会復帰の促進を図る業務を行う。具体的には，①療養中の心理的・社会的問題の解決，調整援助，②退院援助，③社会復帰援助，④受診・受療援助，⑤経済的問題の解決，調整援助，⑥地域活動を行っている。

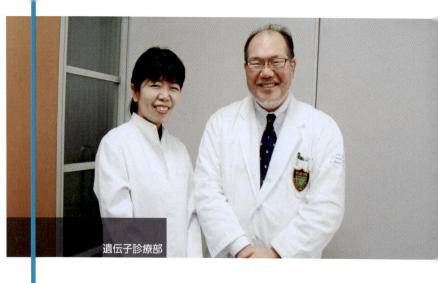

遺伝子診療部

患者や家族の意思決定を支援

病院長 × 遺伝子診療部（現ゲノム疾患・遺伝子診療センター）
認定遺伝カウンセラー　仲間 美奈

▶ 情報提供とカウンセリングを行う

小倉　認定遺伝カウンセラーの仕事は，遺伝子診療部のど真ん中の業務をほぼ担っているといってもいいくらいの仕事になりますね。

仲間　遺伝子診療部が始まったときは，小児科の疾患を中心に活動してきましたが，徐々に活動の幅を広げていきました。

小倉　認定遺伝カウンセラーは，どういったお仕事をされていますか。

仲間　多岐にわたりますが，メインとなるのは，相談に対して，「情報提供」と「カウンセリング（心理社会的支援）」を行って，患者さんや家族が意思決定できるように支援することです。患者さんの背景や家族の情報もさまざまなので，遺伝子検査を希望する理由や目的を丁寧に聞いて，病気の状況を正確に知るところから始まります。検査を行った患者さんや家族に対しては，医師が事実を伝えた

後に，内容をかみ砕いて補足の説明をしたり，結果について話し合ったり，難病指定の場合は助成を受けられることなど医療資源の情報も提供します。

小倉　病院内で，ほかの医療スタッフとはどのようにかかわっていますか。

仲間　専属のカウンセラーは1名です。外科，内科，小児科，検査部，病理部，薬剤部，看護部など，さまざまな診療科の医師や看護師の方々とかかわっています。自費診療であるため，事務の方にもご協力をいただいています。予約のときから会計まで，さまざまな連絡を密にやりとりをしています。

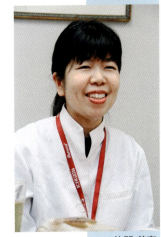

仲間 美奈

小倉　実際に患者さんはどのように来られるのですか。

仲間　予約のとり方も外来とは違って特殊です。外来から連絡をもらう場合は，当院で対応できる相談かどうかを確認して，自費であることもご了承いただきます。また，混合診療になるため，診察とは別の日にお越しいただくことになります。

小倉　対応できるかどうかの判断基準は。

仲間　例えば，ハンチントン病は，お父さんがかかっていた場合，その子どもである相談者には50％の可能性があります。当院は，遺伝カウンセリングはしますが，ハンチントン病遺伝子解析はしません。将来の自分の発症を知ることになってしまい，もし具体的な治療法がない場合，未来に絶望してしまう可能性があるので，慎重に対応していきます。将来に希望がもてない場合は，臨床心理士に入ってもらうなど，細やかな心理ケアが必要になります。

小倉　認定遺伝カウンセラーがカウンセリングすると思っていたんだけれど。

仲間　カウンセリングは心理ケアではなく，情報をお伝えするという意味なんです。

小倉　なるほどね。そういうときは心理カウンセラーが必要なんだね。

仲間　とくに心理面の配慮が必要な病気については，心理カウンセラーと共に，

有資格者　認定遺伝カウンセラー

その方の診断のためのステップを考えることになります。その他，原因の遺伝子がはっきりしている場合，技術的には検査はできますが，倫理にかかわる親子鑑定などは，医療の対象ではないので対応できないということもあります。いま心配されている病気について，どういうことが心配で，どういうことが目的で遺伝子診療部での診療を希望しているか，主治医と本人にかなり細かく聞いてから予約を受けるようにしています。

小倉 そこが大変だよね。まさにカウンセラーがいないと一歩も進まないから。

仲間 遺伝の病気はたくさんあるので，遺伝子がどこまでわかって，遺伝子検査で結果を出せるのか，即答できない場合もあります。当院内では遺伝子解析を行いませんが，当院を窓口として他施設に検査を提出しています。また，いくつかの検査については，保険診療としてできるようになりました。保険で対応できるものであれば，どこかの診療科にかかってもらって対応するという流れを作ります。対応できない場合は，全国で対応している病院をご案内することもあります。

小倉 患者さんの症例ごとにオーターメイドということですね。

▶ 遺伝子検査の希望者は増加傾向

小倉 遺伝子診療部に認定遺伝カウンセラーを常設したのは，小児科の先天性の疾患が多くて，こういう組織が必要だということからですが，一般の方には，遺伝子診療部はまだなじみはないですか。

仲間 まだ知られていないという感触ですね。ただ，血縁者の方に，がんなど遺伝性の病気を患っている方がいらっしゃる場合，お問い合わせは増えてきましたね。がん家系という認識をもっている方から遺伝子を調べたいとご相談を受けます。

小倉 どうやって患者さんは遺伝子診療部を知るんですか。

仲間 院内のどこかの科にかかっていて，遺伝かもしれないといわれて，紹介されて来られます。

小倉 どのような相談が多いですか。

仲間 例えば，「自分の病気は遺伝子検査で調べられる病気なのか」「遺伝子に変化がみつかったら，どのような対処法があるのか」「子どもにも遺伝する病気なのか知りたい」「遺伝子検査の結果を家族にどうやって伝えたらいいのか」といった相談があります。乳腺外科などの腫瘍外科では，家族のなかで，ある特定のがん

を発症している方がいると，遺伝性のあるがんではないかと疑い，問診票でご家族のがんの病歴をお聞きしています。遺伝の可能性がある場合，連絡を希望された方には，私から後日連絡して，「一度遺伝カウンセリングにいらっしゃいませんか」という啓発を行っています。遺伝子診療部に直接電話をされてくる方もいますが，垣根が高いと感じていらっしゃる方もいると思いますので，問診票を通じて，ご連絡するという取り組みをしています。

▶ 医療と科学が結びついた世界で研究を生かしたい

小倉　認定遺伝カウンセラーを目指したきっかけは。

仲間　大学は農学部出身で，大学院を修了した後，一般企業に就職しましたが，人とかかわることが少なくて，もう少し人とかかわる仕事がしたいと思うようになりました。それまで研究してきた遺伝子やDNAは，医療の分野では夢物語でしたが，遺伝子診断はかなりできるようになりました。医療と科学が結びついた世界で，自分の学んだ遺伝子の研究を生かしたいと思い，認定遺伝カウンセラーという職業があることを知って，大学院に行きました。

小倉　出身学部は関係あるんですか。

仲間　カウンセラーになるためには学部はとくに決まっていなくて，看護師，心理士，検査技師といった人たちも，カウンセラーを目指していました。私の場合，農学部だったので，高校のころから遺伝子に興味がありました。

小倉　医学部より農学部のほうが遺伝子は強いからね。

仲間　医療となると人が相手になるので違いを感じますが，新しい発見があったときに，病気が発症するメカニズムを科学的な根拠から説明できるようになると，奥が深いと思います。

小倉　この道でよかったという感触はありますか。

仲間　充実感があります。患者さんとは一期一会で，悩みの深刻さも性格も望まれていることもまったく違いますが，状況に応じて，正確で最新の情報をわかりやすく伝えていけるように努めています。

▶ 患者さんの心の内側にある声と向き合う

小倉　認定遺伝カウンセラーをしていて，大切にされていることは。

仲間　患者さんや家族が何を一番心配されていて，どういう返答を求めているの

かを考えています。質問したときに，返事の裏側にあるうまく表現できない思いにたどり着けるように，一人ひとりと向き合うようにしています。おそらく，主治医では話しづらいこともあると思うので，耳を傾けながら，話せるようなきっかけを作って，少しでも患者さんの利益につながるようにしたいです。

小倉　岐阜県にはまだ一人しか認定遺伝カウンセラーはいないけれど，これから，県内のほかの病院でも認定遺伝カウンセラーが増えていったときに，仲間さんがスーパーバイズする立場になって広がっていくと思うので，ぜひ他県との認定遺伝カウンセラーとも交流を深めて，高めていってほしいですね。

仲間　指導を仰ぎながら，その経験を後進に伝えていけるようになりたいです。

小倉　岐阜大学医学部附属病院の新たな遺伝子診療部の立ち上げにおいて，中心的な役割を担ってきてもらいました。相談の数が増えていっているという意味でもニーズを的確にとらえていると思います。これからも力を伸ばしつつ，病院の基礎として頑張っていただきたいと思います。

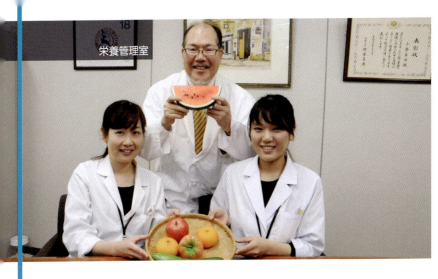

患者さんにおいしい食事を提供

病院長 ✕ 栄養管理室　管理栄養士　**西村 佳代子・山田 彩乃**

▶ 栄養指導，糖尿病教室を開催

小倉　病院内では，管理栄養士の皆さんにもチーム医療のメンバーとして加わってもらっています。

西村　私たち管理栄養士は，患者さんの症状に合わせて，安全でおいしい食事を提供することが一番であると思っています。給食の調理業務は，シダックス㈱に委託していますが，病院食については，私たちだけでなく，医師や病棟看護師も検食しています。食堂では対面で患者さんに食事をお渡ししているので，生の声をお聞きするように努めています。また，1カ月に1回，嗜好調査や残食調査などの食事アンケートを行っていて，よりよい献立にしていこうと努力しています。

山田　委託している栄養士の皆さんとも共同で，献立会議を月に1回開いています。患者さんの声や検食をもとに，よりよい食事を提供できるように話し合いを重ねています。

小倉 病院長になって、初めて検食したときに、「これはおいしくない」と思った。前から評判は聞いていたけれど。そこで、まずお米を替えたよね。日本人なので、お米の印象は強く残るよね。そこからぐっとよくなったと思います。

山田 献立については、季節などに合わせて、旬な食材を取り入れたり、行事食を見直したりしています。22日サイクルの献立になっています。

西村 治療上、食事制限のない方は、主菜を2種類のメニューから選ぶことができる「選択メニュー」を実施しています。

小倉 食事も温かいものを提供しているよね。

西村 直前まで温冷配膳車に入れてあるので、温かい料理は温かく、サラダや果物などは冷やした状態でお出しできるようにしています。

小倉 カロリー計算などは。

西村 主食の分量を変えたり、おかずに入れる材料を変えたりして、200 kcalずつ設定できるようにしています。患者さんが入院されたときに、管理栄養士がベッドサイドにうかがい、全身の状態や身長、体重、アレルギーなどを把握して、必要量を算出しています。糖尿病をおもちの患者さんの場合はエネルギー量を調整したり、血圧が高い方には減塩食に変更したりすることを主治医に提案しています。

小倉 何名のスタッフで担当しているんですか。

山田 病院の管理栄養士は現在13名です。病室訪問のほかに、栄養指導や集団糖尿病教室、チーム医療の業務を中心に担当しています。

小倉 年間で新規入院患者は1万4,000名ほどですが、1人につき何名くらいの患者さんを担当されていますか。

西村 年間2,000名近い患者さんに対応しています。

小倉 診療科の担当は分かれているんですか。

西村 1人に2つの担当病棟があり、それぞれ責任をもって管理するようにしています。

山田 私は消化器外科を担当しています。術前から術後まで、栄養管理ができるような体制で臨んでいます。

▶ あらゆる病態の知識を高める

小倉 栄養士を目指したきっかけは。

山田 栄養士は企業や給食会社，福祉などいろいろな分野がありますが，姉が看護師をしていて，臨床の現場に親近感があって，病院の栄養士を目指したいと思いました。

小倉 大学病院を選んだ理由は。

山田 大学3年のときに実習でお世話になって，委託している給食会社の栄養士と病院の栄養士とのかかわりが密接で，協力しながら患者さんのために食事を出しているところに魅力を感じました。また，いろいろな病態を勉強したいという思いもありました。

西村 臨床に興味があって，大学の実習で病院の栄養士に魅力を感じました。実際に仕事をしてみて，患者さんの治療にどう還元していけるか模索しています。例えば，化学療法中の方は，味覚の異常があって食べられない患者さんも多いので，今後，化学療法用の献立も作っていきたいと検討しているところです。

小倉 抗がん剤の影響で手術後の食事対応や栄養管理は難しいよね。より専門性の高い管理栄養士の資格はあるんですか。

西村 大学病院では，さまざまな病態とかかわる機会が多いので，あらゆる疾患に対して，病態の知識を求められています。私も，糖尿病患者さんが自己管理できるように導く「日本糖尿病療養指導士」をはじめ，低栄養の患者さんに医師，看護師，薬剤師，管理栄養士がチームで栄養介入する「NST（栄養サポートチーム）専門療法士」，また，当院はがん拠点病院ですので，がん患者さんの栄養相談を専門的に行う「がん病態栄養専門管理栄養士」などの資格を取得しています。患者さんに寄り添いながら，治療に貢献できることを目指しています。

▶ 多職種と協力して患者さんをサポート

小倉 管理栄養士のやりがいや魅力は。

西村 栄養は治療の基盤になります。術後，救急，リハビリテーションという場面においても，栄養状態がよくないと回復が遅れます。患者さんが早期に退院することができたり，医師や看護師，薬剤師などの病棟スタッフと一緒になって患者さんがよくなっていく過程がみられたりすると，モチベーションが上がり，管理栄養士としてよかったと思います。

山田 食事は必ず1日3食，毎日のことになります。消化器外科を担当するようになって，がん患者さんの術前から術後をとおして，多職種のメディカルスタッ

フと協力して，退院までチーム全体でサポートするところに魅力を感じます。その他，緩和チームにもかかわっていますが，家族や患者さんに寄り添ったサポートができるように努めています。

▶ 効率化とサービス拡充に努める

小倉 救急の領域も栄養と関係ないと思われがちだけど，きわめて大事なんですよ。非常に状態が悪い重症な人が多いので，ちゃんと栄養をとらないと，ウイルスや細菌などと闘える身体にならないからね。

西村 最初は救急の重症患者さんと管理栄養士がどうかかわってよいのかわかりませんでしたが，小倉先生から毎週月曜日にあるカンファレンスに参加することを提案され，感染症と栄養について，一体となって取り組める体制になったのでよかったです。

小倉 その他，改善されてきた点や，これから充実させていきたい点はありますか。

山田 新しい機器として，クックチルができる機器を導入してもらい，料理の幅が広がりました。クックチルとは，調理した料理を急速冷凍して，食べる直前に再加熱します。料理のメニューが充実するなど，効率化とサービスの拡充が進みました。今後もよりよい献立に生かしていきたいです。

小倉 当院の食事は満足度調査で7割以上がよいと評価してもらっているので，さらによくしていくために，例えば，大学の農場を使った野菜を提供するとか，この1品については，知り合いのシェフや料理人のレジェンドに監修してもらって，減塩食の出汁をジュレにするとか。ひとひねりして，当院の食事を楽しみに入院するという患者さんがいてもよいくらいだと思います。最終目標は「患者さんの幸せのために」と明確なので，新しいことにどんどんチャレンジしていただきたいと思います。

有資格者　管理栄養士［院内］

管理栄養士とは

厚生労働大臣の免許を受けた国家資格。病気を患っている方や高齢で食事がとりづらくなっている方，健康な方，一人ひとりに合わせて，専門的な知識と技術をもって，栄養指導や給食管理，栄養管理を行う。乳幼児期から高齢期まで，あらゆるライフステージで，個人や集団に食事や栄養についてアドバイスをしたり，特定給食施設などで献立を立てて食事を提供し，栄養状態の管理を行い，食と栄養の専門職としてサポートしている。

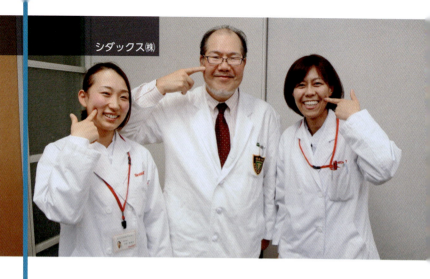

「おいしい」と言ってもらえる食事を提供

病院長 ✕ シダックス㈱ 管理栄養士 柘植 友美子・平田 佐智代

▶ 朝4時から始動　1日約1,300食を用意

小倉　シダックスというと，カラオケのイメージが強いけれどね。
柘植　もともとは給食業界から始まり，カラオケなどにも進出しました。
小倉　それは知らなかったなあ。
平田　企業の社員食堂や保育所の給食など，いろいろなところに参入しています。
小倉　そうなんですね。大学病院ではどのような業務をされているんですか。
柘植　患者さんの食事を作る給食調理業務になります。管理栄養士が10名ほど，栄養士が10名，調理師5名，盛りつけを担当するパートの方も合わせると50名ほどで活動しています。料理を作るのは調理師で，大きな鍋で作っています。
平田　管理栄養士は，調理師や盛りつけ担当に指示を出したり，食物のアレルギー食や蛋白制限食など個別の対応が必要な患者さんの調理を担当したりしています。

小倉　1日何食くらいになりますか。
平田　1食あたり450食で，1日1,200〜1,300食ほどですね。
小倉　相当数の食事を用意していただいていますね。1日の流れはどのような感じですか。
柘植　朝一番早い人は4時にご飯のスイッチを入れたり，みそ汁を作ったりします。そこから1時間刻みで5時出勤，6時出勤となり，一番多いのは8時台で，遅番の10時と刻んでいきます。1日あたり洗浄担当も含めて30名くらいで回しています。

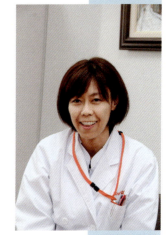

柘植 友美子

有資格者　管理栄養士［委託］

小倉　病院には栄養管理室があって，そこは室長と，その下に病院の職員として管理栄養士がいますが，業務の棲み分けは。
柘植　栄養管理室の管理栄養士の方は，病棟の業務として患者さんとお話して食事の内容を確認します。私たちはその指示に基づいて，調理しています。
小倉　なるほどね。そうすると，患者さんとお話しすることはないですか。
柘植　食堂で食べられる患者さんに食事をお渡しするときにお声をかけることはありますが，栄養の話などは，病院の管理栄養士さんが対応しています。
小倉　知らない医師も多いと思うよ。同じ管理栄養士だけど，業務が重複しないように，分業して連携を図っているんですね。
柘植　委託という関係ですが，単なる委託業者としてではなく，いろいろな意見を聞き入れてもらっているので，とても働きやすい環境です。

▶ 最高の患者サービスはおいしいお米と料理

小倉　実は毎週水曜日に検食があるので，管理栄養士の方とはお目にかかっているんですよね。検食については，僕はうるさいんですよ。
柘植　貴重な意見をいただいています。
小倉　はっきり言うんですよ。最高の患者サービスを提供するにはやっぱりご飯でしょう。お米がおいしくないと食も進まないですから。1食あたり30円くらい

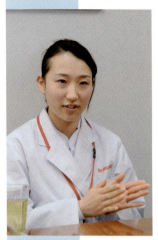
平田 佐智代

上がったけれど,おいしいお米に替えてもらいました。炊き方などの工夫はしていますか。

平田　新米と古米では加水量が違うので,調理師さんと相談して,季節によって調整し,同じ品質を維持するようにしています。

小倉　料理で工夫しているところはありますか。

柘植　温度は一番大事ですね。温冷配膳車を使って,温かいものは温かく出せるようにしています。もちろん,作り手の愛情も込めています(笑)。味つけも,塩分などを最大限調整しています。

小倉　減塩食でも,出汁で塩分が少なくてもおいしく食べられる工夫をしていると聞きましたが。

平田　昆布などで出汁の風味をきかせて調味液を少なくしたり,真空調理で調味液は少なくするけれど,パッキングしてぎゅっと味が入り込むようにしたりしています。

小倉　1食あたりのボリュームもあると思いますが,献立を決めるときに意識していることはありますか。

柘植　必要な栄養量を充足することが必要なので,肉の量,野菜の量,ご飯の量については,必要エネルギー量に合わせて調整しています。例えば,ご飯の量は1日1,800 kcalの方には1食190 g,1日1,400 kcalの方には140 gにしたり,肉の量は80 gを60 gにしたり,献立で調整しています。

小倉　入院中はお酒が飲めないから,カロリーコントロールが楽だよね(笑)。献立はどうやって決まるんですか。

平田　献立担当者がいますが,1日のうちで肉や魚が重なったり,和洋中が重なったりしないように立てています。

小倉　年中行事などイベントのときにも工夫されていますね。

柘植　はい。例えば,クリスマスにはケーキやタンドリーチキン,お正月にはおせち料理にするなど,雰囲気だけでも味わってもらえたらと思ってお出ししてい

ます。
小倉　入院していても季節を感じられるように工夫は大切ですよね。

▶ おいしく食べられるように盛りつけも工夫

小倉　病院では，食のコントロールが大切になりますが，日常の業務で大切にされていることは。

柘植　食べてもらえないのは切ないのですが，患者さんがしっかり栄養をとて，「おいしい」と言ってもらえるように意識しています。

小倉　病状によっては食べられない方もいらっしゃいますからね。

平田　肉は食べられないとか，魚が食べられないとなると，食べられる食材が限られてくるので，どうやっておいしそうにみせるか，盛りつけも意識しています。少しでもきれいにおいしそうに盛ろうとしています。

小倉　本当はもっといいお皿にして，盛りつけが映えるようにしたいという思いはあり続けているんですが，いかんせん，洗う機器に費用がかかってしまうんですね。不要不急なので，診療機器を優先せざるを得ないのでね。配膳間違いなどへの対策は。

柘植　食堂ではバーコード認証で一人ひとり確認していますので，絶対に配膳間違いがないようにしています。

小倉　食中毒など安全面，衛生面で気をつけているところはいかがですか。

平田　手洗いを一番考えています。調理室に入る前には，手洗いを2度，爪ブラシを使って行っています。体調不良の方には隠さずに報告してもらって，リスクを事前に食い止めるように努力しています。

小倉　お二人ご自身が，日ごろから気をつけていらっしゃることはありますか。

柘植　どこか訪ねたときに，その地元の食材を使っている食事があったときは食べるようにしています。

平田　検食で患者の皆さんと同じものをいただいているので，バランスがとれていると思います。

▶ 患者さんの「おいしい」の一言が励みに

小倉　大学病院での管理栄養士という仕事のやりがいは。

柘植　なったばかりのときは，大量に調理するということがまったく頭になかっ

有資格者　管理栄養士［委託］

たのですが，やってみると本当に大変で，でも，大変ながらも「やってやるぜ」と愛情を込めて調理を担当しています。これからは献立についても，もう少し突き詰めていきたいと思っています。

小倉　患者さんのアンケートはどのようにフィードバックされているんですか。

柘植　患者さんから「おいしかったです」とか「今日で退院するけれど，温かい食事ありがとう」というメモをいただいたり，下膳のときにお盆の上にメッセージが置かれていたりして，患者さんに意見をいただいたものは，食堂で紹介したり，ノートに貼ったりしています。「おいしくない」という声も時々ありますので，献立をみながら，いただいた意見を共有しています。

平田　病院の食事となると，固く考えがちでしたが，調理師さんと分担しながら食事を作って，毎日の仕事をやりきったときに，患者さんから「おいしいよ」と声をかけてもらえるとうれしいので，やりがいになっています。食堂や各部屋に食器を下げに行くときにわざわざ呼び止めていただいて，お声をかけていただくのも励みになります。

小倉　本当にそうですね。これからやってみたいことはありますか。

柘植　病院で実現するのはなかなか難しいかもしれませんが，患者さんの希望に沿ったおいしいものを提供する機会があるといいのかなあと思うこともあります。例えば，月１回，こんなメニューを出してほしいというのを事前にお聞きするなどして，患者さんの思いに応えられるといいなあと思っています。

小倉　メニューを公募して，「今月はこれをアレンジして食事にしました」という感じだったら，できそうな気がするよね。患者さんとの交流も近くなるかもしれないし。常食の人なら，カロリーや塩分は，できる範囲でメニューをアレンジしたら，あり得るかもしれないよ。

柘植　献立を１つ替えるだけでも大変ですが，前向きにいろいろな可能性を考えてみたいです。

小倉　いまはルーティンワークが多くて，追いかけられている印象もあるかもしれませんが，将来に向けて，もっと幅を広げるチャンスがあると思いますので，新たなアイデアを出して，具現化できるように頑張ってください。

病院を支える人たち③
患者サポート

患者サポートはどのような人たちがかかわっているの？

保安職員

がん相談員（がんセンター）

クラーク（医療支援課）

アシスタントコンシェルジュ（入院センター）

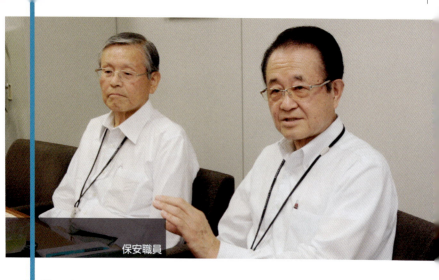

保安職員

犯罪を起こさない"サービス"を提供

| 病院長 ✕ 保安職員　森下　優・杉岡　武 |

▶ 病院内を巡回　犯罪を未然に防止

小倉　病院職員が困ったときに助けてくれるのが，保安職員のお二人ですね。
森下　警察OBということで，主にトラブル対応などの業務ですが，行政から依頼されることもあります。基本的には院内の安全確保の観点から，暴言・暴力，クレーム対策ですね。
小倉　モンスターペイシェントもいますね。
森下　最近テレビでも取り上げられていますが，キレる高齢者も増えていますね。
小倉　どういうものなんですかね。
森下　病気の症状をなかなか受け入れられない，なかなか治らないといった患者さんの場合があると思います。高齢の患者さんは，家庭的・環境的な問題を抱えておられ，誰からも関心をもってもらえないなどのケースがあります。
小倉　キレる人と孤独な方は重なるんですか。

森下　結構重なりますね。

小倉　クレームをおっしゃる患者さんの対応はお二人にかかってきますが，後で書類を読むと，やむを得ないなあ，こっちが悪いなあというのもなかにはあるし，これはちょっと医師や看護師が気の毒だなあというのもあるし。そのときの対応は変わるんですか。

森下　暴力を振るうおそれや大声で暴言を吐く可能性のある患者さんについては，医師からの依頼がある場合は，診察室の近くにいることもあります。場合によっては診察する医師に同席して，安全の確保と正常な診察ができるように配慮して対応しています。

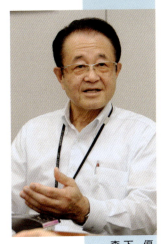

森下　優

杉岡　やっぱり言動は要注意ですね。病院側に多少ミスがあったときの対応では，どうしても謝罪より先に説明してしまいます。患者さんにとっては言い訳にしかみえないんですね。

小倉　まずは謝らないと，ということですね。

杉岡　患者さんに多少の過失があったとしても，「大変な思いをされましたね」と最初に声をかけるのが適切ではないでしょうか。

森下　患者さんによっては，最初からクレームを言うために来ているような人も結構多くいます。「お前なんや，いつもの先生と対応が違うやないか」と強い言葉で言われると，医師も焦られて，冷静に診察ができないケースもありますね。

小倉　そういう状況を作っちゃうんですね。

杉岡　受け答えに対して，言葉尻をとられて，次々と突っ込まれます。本論からどんどん離れていくこともよくあります。そうなると，対応がまったくとれない状態になります。

森下　いまどこで何が起こるかわからない時代です。県内でも医師が刺されたり，暴力行為で逮捕されたりする事案がありました。病院内でこうしたことが起こらないように警備員が巡回警戒にあたっているほか，私たちも病院内外をラン

患者サポート　保安職員

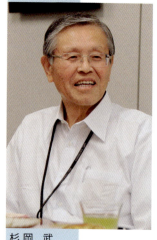
杉岡 武

ダムに巡回して,犯罪が起こらないように未然防止に努めています。

小倉　お二人は制服がないのでわからないですよね。

森下　制服を着た警備員がいますからね。私たちは私服です。

杉岡　私服だと第三者的な立場の人と思われて,冷静さを取り戻してくれることもありますね。

▶ 警察まで上がらないトラブルに対応

小倉　お二人はもともと警察官でしたが,当時の仕事と病院のなかの仕事は,どこが一緒でどこが違うんですか。

森下　警察の場合は法律があって,それを盾に行いの悪い者を捕まえるので,事件性の判断は厳しく検討して進めます。立証して公判までもっていけるかどうかが勝負です。病院の場合は,悪い者,やかましい者を「叱り飛ばせばすむ」とか「捕まえておけばよい」ということではないので,傾聴したり,なだめたり,ほかの患者さんになるべく迷惑にならないように,コントロールしながら,説得できる人には説得します。できない人には犯罪になるかどうかの判断をして対応します。

小倉　そうすると病院のほうが難しいですね。

森下　患者さんのなかには身も心も病んでいる方がここにいらっしゃるわけですから,そうした事情も理解しながら,何で怒っているんだろうか,怒ったことに対して,どう対処したらいいだろうか,と瞬時に判断して対応することが求められています。

小倉　確かに怒らなくてもよいことも怒ってしまうということはあり得ますよね。

杉岡　患者さんは,身体が痛いということと,一方では精神的な問題を抱えていらっしゃいます。ここで働くことになり,「病院はサービス業なんだ」ということをつくづく思いました。

小倉 岐阜大学医学部附属病院のビジョンの1行目には,「最高の患者サービスを提供する最高の病院を」と謳っています。サービス業ですよね。お二人の仕事は病院内で犯罪を起こさないようにするサービス業です。やっぱり,ガーッと興奮しているのを落ち着かせることができるような環境を作るというのが僕らには一番難しい。そういう意味で,お二人には大いに感謝しています。あとは接点ですね。事件や事故などは病院,患者さんにつきものですから,お二人にご相談するというのが大切なところ。最高の患者サービスを提供するという思いを共有していただいている,まさに保安官です。

杉岡 年の功じゃないですけど,年寄りが顔を出して「どうしたんですか」と聞くことで,若干気持ちが収まることもあると思います。

小倉 年の功です(笑)。

森下 好奇心が旺盛なものですから,医療の現場でお役に立てればありがたいなあという気持ちでここに来させてもらっています。実際に病院では,警察まで上がってこないトラブルや犯罪となりそうな事案がかなり多いことを知りました。

小倉 お二人の存在は,当院にとって重要です。ぜひこれからもお身体に気をつけながら,われわれを助けてください。

森下 患者さんの安全確保と病院の全スタッフの皆さんが安全で安心して仕事のできる環境作りに万全を期する所存です。

杉岡 著しい高齢化がいわれる現在,働けるうちは働いて,お役に立つことが生きがいだと思っています。

保安職員とは

病院内での各種犯罪やトラブル事案を未然に防止するという業務を担っている。仮に犯罪やトラブルなどが発生した場合,適切に対応して処理するなど,病院内の平穏な秩序を維持する業務に努めている。また,病棟の屋内や屋外をパトロールするなど,犯罪の予防や警戒活動を行っている。患者さんからの苦情や困りごとの相談にも対応している。

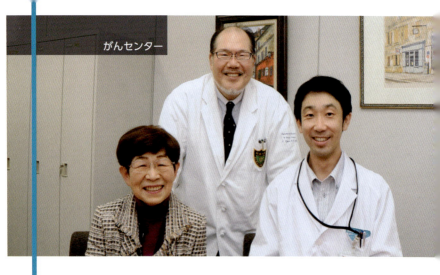

がんセンター

がん患者と家族が話しやすい環境を整える

病院長 × がんセンター　がん相談員　ピア・サポートセンター　有賀 紀美子
　　　　病診連携部門専任相談支援担当　山本 恭孝

▶ 「癒やし」「結び」の場　がん患者サロン「和み」

小倉　がんセンターではどのようなお仕事をされていますか。

有賀　がん患者サロン「和み」で相談員をしています。私自身ががん患者で，乳がんと直腸がんがみつかりました。幸い早期発見で，助かりました。患者さんにも「私も患者ですよ」と言うとほっとされます。

小倉　どれくらいの間隔でいらっしゃっていますか。

有賀　原則は月・水・金曜日に来ていて，第一月曜日はお休みです。

小倉　サロンの雰囲気はいかがですか。

有賀　相談というより，サロンという名のとおり，輪になって話しができて，癒やしの場のようであるといいなあと思っています。

小倉　どういった患者さんが来られますか。

有賀　医師から聞いてきたという方もいらっしゃいますし，館内のアナウンスもしていただいています。「還暦が"がん暦"になりました」と最初に来られた方も印象に残っています。

小倉　初めての方もいれば，何度も来られて顔見知りの方もいらっしゃるでしょうね。そういう方々がお話をされて，心が安らかになるという感じですか。

有賀　帰りは笑顔で帰っていかれると，お話しできてよかったと思います。何よりも私自身が皆さんから元気をいただいています。

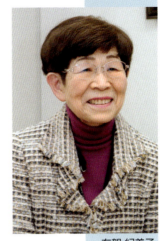

有賀 紀美子

小倉　来られるタイミングで一番多いのは告知直後ですか。

有賀　そうでもありませんが，なかには余命宣告されたという方もいらっしゃいます。「余命宣告がすべてではないよ」というお話をさせていただきます。「ご趣味はありますか」とお尋ねするなどして，お話しをお聞きしています。実際，絵を描くことがご趣味で，夜中に目が覚めたときに描いたというすごく大きな作品をみせてくださり，主治医にもみせにいかれた方もいました。

小倉　1日どれくらいの方がいらっしゃいますか。

有賀　その日にもよりますが，部屋いっぱいになることもあります。サロンですので，皆さんでお話しいただいています。同じ病気の方がいた場合は，食事について話されたり，なかには食事について勉強している方が伝授されたりすることもあります。つながりがあっていいなあと感じています。

小倉　声をかけるときに，聞く側の姿勢として大切にされていることは。

有賀　患者さんや家族のお話しに耳を傾けるようにしています。いつも感じていることは，「皆さんから元気をいただいています」「皆さんに助けられています」ということです。

小倉　聞くスタンスなんですね。サロンに患者さんが来られて，心境の変化はみられますか。

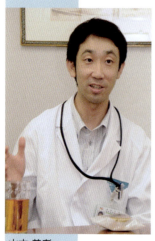
山本 恭孝

有賀 なかには精神的に病んでいる方もいらっしゃいます。泣きながらお話しされるのを聞いていますと，大変な思いをされていると感じますが，話しをしていると，顔の表情も変わっていきます。最初は真剣な顔ですが，徐々に柔らかくなり，帰られるころには，ほっとされて，笑顔が出るとよかったなあと思います。

小倉 家族と本人とではどちらが多いですか。

有賀 本人のほうが多いですが，家族の方でも真剣な方もいますね。ほかの病院で相談されていて，話が進まず，こちらにいらっしゃる方もいます。

▶ 制度，経済面などの相談をサポート

小倉 山本さんは兼任の相談支援員としてどのようにかかわっていますか。

山本 病院内では医療ソーシャルワーカー（MSW）をしていますが，がんセンターでは，がん相談員として，電話相談や対面相談を担当しています。

小倉 有賀さんとの仕事の棲み分けは。

山本 MSWとして，制度や経済的なことを含めて相談を受けています。今後は，がんで亡くなるというより，がんと共に生活するという人が増えてきます。とくに働き盛りの方ががんになると，治療するために，職場との関係性が崩れたり，職場に理解がないために辞めなければならなかったり，ほかの方に迷惑をかけるからと，離職する方も増えてきています。当院でも院内に社会保険労務士がいますし，ハローワーク，さらにはナビゲーターと連携しながら，相談に応じています。職場との関係性や傷病手当金の申請，障害年金の相談などは社会保険労務士につないだり，がんになって一度は辞めたけれど，体調がよいのでまた働きたいという方にはハローワークにつないだり，私たちMSWも相談させていただきながら，患者さんの支援に努めています。

小倉 どれくらいの方がいらっしゃいますか。

山本　まちまちですが,「最初は何を相談していいのかわからなくて来ました」という方も多くいます。医師からご紹介していただくこともありますが,待っているだけでは患者さんはいらっしゃらないので,「なんでも週間」をお盆に開催しました。そのときは,有賀さんや MSW をはじめ,栄養士,薬剤師,看護師,事務方も参加しました。アンケートの結果をみてみると,「どこにあるのかわからない」「何を相談していいのかわからない」という回答が多く,患者さんや家族は何に迷っているのかがわかりました。現在,待合室のモニターなどで告知をしていますが,「相談できる場所が病院のなかにあるんだよ」ということをより周知していきたいと思っています。

小倉　相談できる時間帯は。

山本　基本は月〜金曜日の午前 9 時〜午後 5 時までです。

小倉　場所はどちらになりますか。

山本　医療連携センターを窓口にしています。連絡をいただいて窓口に行ったり,直接来ていただいて相談にのることもあったり,医師から連絡があり駆けつけるという場合もあります。

▶ 岐阜県ピアサポーターと MSW が応対

小倉　サロンで相談を担うにあたり,資格は必要なのですか。

有賀　岐阜県のピアサポーターと,乳がん患者会本部の ABC サポートサービスを取得しました。

小倉　MSW はどのような対応をされていますか。

山本　がんセンターには 2 名配属されています。基本的に MSW 全員で対応できるところは対応しています。現状としては,相談員は二足のわらじを履いている状況で,現場の業務をしながら,がん相談があれば受けるというように,力を合わせながら結束してチームで取り組んでいます。将来的な理想としては,いまつながっているチームのなかで育ってくる方がいれば,専属で就くようになると一番よいかたちになると考えています。

有賀　サロンの場合は,コーヒーなども出て,皆さんで安心して話せる場所があってもよいのではないかと思います。半月に 1 回,医師もなかに入っていただいている病院もありますので,そういう場所があってもよいのかなと。

小倉　なるほどね。

有賀　なかには「医師に話しができない」という患者さんもいらっしゃいますが，「自分から話してください」と伝えています。そして，「ノートやメモ帳を作ってください」と言っています。聞こうと思っていても忘れて帰ってくることがありますから，ノートが必要だと。私の場合，乳がん患者なので，ピンクの表紙のノートを作っていて，いま4冊目です。聞こうと思ったことに対して，答えが返ってきたものは書き入れるようにしています。サロンに来られる方のなかにも「メモ帳を作りました」という方が大勢いらっしゃいます。

▶ 労わり合いながら一緒に選択肢を考えていく

小倉　相談員というお仕事のやりがいや誇りは。
山本　私たちは，医師や看護師のように，治療やケアするという目にみえるものではなく，思いを傾聴して，その方に合う選択肢を一緒に考えるというのが，MSWや相談員の強みと考えています。患者さんや家族が話しやすい環境を整え，話を聞かせていただくなかで，その答えに対して，多職種の立場からの意見を確認しながら，患者さんや家族がよりよい方向に進んでいただけるように努めています。
有賀　このお仕事をさせていただいて，人との交わりがどれだけ大切かということを勉強し，気づくことができました。また，「労わる」ということはこれからも必要です。私自身もたくさん労わっていただいていますので，しっかり連携をとりながら，サロンの運営に携わっていけたらと思っています。
小倉　医師や看護師は，患者さんや市民の皆さんから仕事の内容がみえますが，このような外からみえにくい仕事で支えてくださっていることを改めて実感しました。がん患者は2人に1人の時代となり，とくに大学病院の患者さんの多くは該当すると思います。このような活動が広がっていくとよいと思っています。これからもよろしくお願いします。

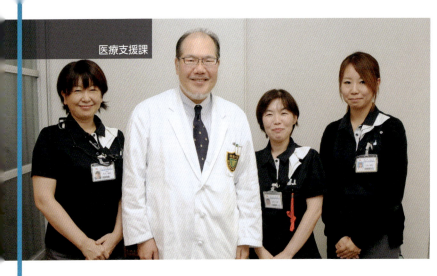

医療支援課

患者さんと医師との間に立つ潤滑油

病院長 × 医療支援課 クラーク　早川 美咲・小寺 麻衣・安井 由美

▶ 手術の証明登録，診断書に情報入力

小倉　クラークのお仕事についてお聞きしていきたいと思います。

早川　「文書」「外科」「内科」「統計」という4つのグループを作って，誰かが休んだとしても誰かが入れるようにしています。私はそのリーダーをしています。普段は休みの管理，外来のお手伝い，外科手術の症例登録をインターネット上でNCD（National Clinical Database）に登録する仕事をしています。

小倉　NCDは診療科ごとに分かれているんですね。

小寺　医師の代わりに診断書の入力や記入をしています。担当は口腔外科，整形外科などです。書類担当は10名で，それぞれが担当する科をもっていて，入力，チェックを行い，医師にお渡ししています。

小倉　ひな型はあるんですか。

小寺　いろいろな保険会社がありますが，診断書の入力台紙がパソコンに入って

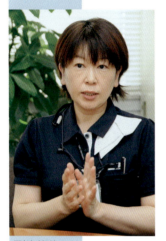
早川 美咲

いて，サマリーやカルテから病名，手術内容などを入力していきます。入力台紙がないときは，診断書をコピーして手書きで記して医師に確認してもらい，清書しています。

小倉　とくに救急現場では事故の場合が多く，1つの事故で診断書が5～10枚に及ぶので，その作業をしていただけると現場の医師は本当に助かっていますよね。

小寺　医師がそうおっしゃってくださると，やりがいがありますね。

安井　私はスタッフのお休みへの対応やNCDの登録をしています。お子さんをおもちだったり，家族の介護があったりして，お休みされるクラークの代わりに入っています。

小倉　普段は主な担当をもたないということですか。

安井　はい，特定の科をもたずに，どこにでも入れるような体制をとっています。空いている時間帯はNCDを入力しています。

小倉　外来で患者さんと直接お話しすることはありますか。

早川　はい，接する機会は多いです。このような格好でも看護師さんと呼ばれることもありますね。

小倉　どういうときに接することが多いですか。

早川　初診の患者さんを案内したり，検査の場所を案内したり。待ち時間が長いときにはこちらから声をかけることもあります。

▶ 32時間の研修　やりがいと責任を感じて

小倉　この数年間でクラークの人員を増やしましたが，いまは何名くらいですか。

早川　37名です。

小倉　最初のころは14，15名という記憶がありますが。ほとんどが文書の作成しか行えていなかった時期だと思います。クラークの仕事には，医師の仕事を助けるという意味合いがあって，いずれは入院のときでも医師が行うことを手伝っ

てもらえるようにと，一気に倍増する計画を立てました。

早川 担当する診療科をもつことで，やりがいや責任感が芽生えはじめて，率先して仕事をもらうという姿勢もみられますね。

小倉 医師からも，「これやって」という依頼がありますか？

3人 あります。

早川 近くにいたら声をかけてもらえるので。

小倉 専門的知識は必要ですか。

早川 あったほうがよいですね。

安井 とくに資格はありませんが，入職してから32時間の研修があります。

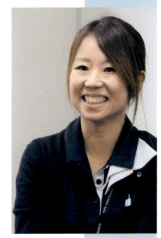

小寺 麻衣

小倉 結構なものですね。1日8時間としても4日だからね。どんな内容ですか。

早川 実際の現場に入って，先輩クラークが指導して，その横で実践するというOJTを行っています。

安井 外部の講師を招いて，医療事務や医師法など法律関係の話を聞くこともあります。

小倉 看護師には男性がいるけれど，クラークは女性というイメージがありますよね。女性のほうがきめ細かくて，誠実で，男性より適性がある感じがしますよね。

早川 外来に入ると，女性のほうが柔らかい感じは確かにあるかもしれませんね。

安井 どちらにしろ，気配りができることが大切だと思います。

小倉 確かに同じことを言っても印象で変わるからね。

早川 聞いてもらっているという感じがしますね。

小倉 保安職員さんから，手のかかる患者さんもいると聞いているけど，女性だからきつく言われるということはありますか。

早川 思いをぶつけてこられる方もいますね。そのときはひたすら謝っています。お話しをお聞きして，そこからほかのスタッフと考えるというようにしています。

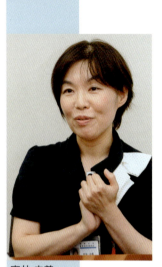
安井 由美

小倉 機嫌の悪いまま医師のところに行くと，しなくてもよいけんかになってしまうから助かりますね。

▶ 同じような境遇でお互いを分かち合う

小倉 改めてじっくりユニフォームを見ましたが，なかなかいいですね。僕が選んだわけではないけれど。清楚で，まさに誠実でという雰囲気がありますね。入院センターとはまた雰囲気が違いますよね。みんな病院で制服を着ていたら，看護師さん？と思われてしまうけれど。

早川 制服は2パターンあって，ベストに白いブラウスというバージョンもあります。好みで選んでいます。

小寺 外来は動くので暑いんですよね。事務室も動いていなくても暑いので，半袖がちょうどいいくらいです。

小倉 クラーク職として，働きやすい，働きにくいという課題はありますか。

小寺 書類担当は，同じような年齢で，同じくらいの年齢の子どもがいて，家族がいるというメンバーが集まっているので，休みやすい環境です。例えば，子どもに熱が出たとき，隣にいる人が「大丈夫だよ。帰っていいよ」と理解してくださり，誰かに任せられるのがありがたいです。

小倉 そういう人を選んでいるわけじゃなくて。

小寺 はい，たまたま（笑）。「お互いさまだから」と言い合えるメンバーに巡り会えたのでやりやすく，続けていきたいと思っています。

小倉 病院勤務は大学病院が初めてですか。

小寺 結婚する前に病院勤務はありましたが，個人病院でしたので，代わりがいなくて，1人休むと大変でした。申し訳ないという状況で休んでいましたが，大学病院では誰かに助けてもらえるので，本当に働きやすいです。

安井 私もお休みをしても大丈夫と思えるのは，お子さんのいるスタッフが多くて，わかり合えるので，精神的にも気兼ねせず続けられていると思います。

▶ 患者さんの目線や心情を常に意識

小倉　クラークという仕事で大切にされていることは。

早川　自分が受診していやだと思うことはしたくないので，例えば，「あまり声がかからない」とか「忘れられていないだろうか」と患者さんが感じないように努めています。

小倉　患者さんに近い場所に立ってお仕事をされているので，患者さん目線を意識されているということですか。

早川　はい，みんなそうです。

小倉　課の雰囲気も和やかですか。

小寺　はい，和やかです。

早川　連携をとり合っています。

小倉　仕事のやりがいや誇りに思っていることは。

早川　地味な仕事ですけれど，医師の役に立っていると思えるときに，やりがいを感じます。「ありがとう」の一言を患者さんからも言われると，やっていてよかったなあと思います。

安井　「ありがとう」と言われると，素直にうれしいです。

小倉　システムがうまく回る潤滑油のような感じですかね。患者さんと医師の間に立って。看護師も潤滑油的なことを期待されているけれど，業務のほうがより優先されるので，そのあたりのところを，まさに医師の隣でサポートしてくださっている気がしています。

小寺　患者さんは，書類は医師が作っていると思われている方がほとんどだと思いますので，患者さんからの「ありがとう」という言葉はあまりありませんが，医師からすると手間のかかる仕事とよく聞くので，医師に信用してもらって，医師が別のことで時間を使えるようになっていると思うとうれしいですね。

小倉　医療なので，信頼関係は本当に大事ですね。とくに保険会社の診断書はお金が絡んでくるので大変ですし，気を遣います。皆さんの活躍は話では聞いていましたが，このシステムにしてよかったと思っています。本当に縁の下のみえないところで支えていただいているのがよくわかりました。これからもよろしくお願いします。

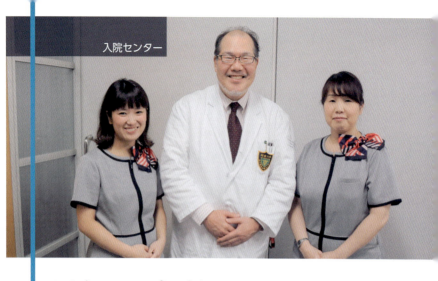

入院する患者さんと病院をつなぐ

| 病院長 × 入院センター　アシスタントコンシェルジュ　安田 弘美・堀端 麻里恵 |

▶ 入院時のファーストタッチを担う

小倉　大学病院ではこれまで，入院する患者さんがいろいろな部署を回って，入院の準備をしていました。患者さんにあちこち行っていただくのではなく，最初に「入院センター」に行っていただいて，アシスタントコンシェルジュ（AC）の皆さんと，入院に関する手続きなどの確認を1カ所で行えるような流れを作りました。サービス業という発想に立っている病院は，ACを置いているところが多いと思います。皆さんには，患者さんと病院をつなぐという役割を担っていただいています。

安田　入院センターが立ち上がった2016年5月に，ACが設けられました。当初は耳鼻科から始まりましたが，徐々に診療科を増やしていき，2017年6月からはすべての診療科が対象になりました。最初は2名での船出で右も左もわからないまま，手探りでスタートしました。

小倉　いまは何名ですか。

安田　2017年7月から11名体制です。早番，中番，遅番の3交代制で，6時間勤務のシフトを組んでいます。入院センターでは，案内係が1名いて，当日入院する患者さんには，番号札をお渡しして，入院窓口にご案内しています。後日入院される患者さんは，ACが対応します。

堀端　入院センターにはカウンターがあって，それぞれ対面しています。また，バックヤードでは入力したり，薬剤師や看護師がいるスペースがあり，わからないことがあれば相談したりしています。

安田　入院センターでの流れは，患者さんがいらっしゃったら，まず，入院時情報シートに患者情報を記入していただくようにご案内します。ご年配の方が多いので，一つひとつ説明して記入していただきます。書くのが難しいという方には代筆しています。次に，服用されているお薬や使用しているお薬の情報をお聞きします。お薬手帳をお持ちでない患者さんに対しては，同意書を書いてもらったうえで，処方している薬局や病院などに私たちや薬剤師さんがお電話して，お薬の情報を教えてもらい，入力します。その後は，看護師さんが面談し，面談後に患者さんの情報をシートに入力していきます。

小倉　まさに入院するときのファーストタッチになりますね。空港でいうと，チェックインカウンターのような感じですね。

▶ 「お待たせしました」という気持ちで対応

小倉　患者さんに対して気をつけていることは。

安田　入院される方は1日の最後にいらっしゃいます。それまで，診療や検査で待ち続けて，相当疲れてこちらに来られるので，「お待たせして，すみません」という気持ちで対応させていただいています。なかにはかなり怒る方もいらっしゃいます。そういう方への対応が難しいのですが，丁寧に対応するようにしています。

小倉　どんな感じで怒るんですか。

堀端　何度も入院されている方は，「以前は書類だけでよかったのに，どうして時間がかかるんだ」と言われる方もいらっしゃいますね。

安田　最初に情報シートを書いていただいたり，面談したりすると，どうしても時間が必要になります。

小倉　入院したことがある患者さんでも，改めて対応が必要になるんですね。
安田　変更点だけの確認になりますが，それだけでもいやがられる方はいますね。書類だけでいいという方が多いのですが，「確認させてください」と協力をお願いしながら進めています。帰られてしまう方もいるので，そういうときは対応が難しいですね。
小倉　始まって間もないので，そのような患者さんがいらっしゃると思います。ご苦労をおかけしていますが，新しい入院患者さんの数は当然，これから増えていくわけですから，1, 2年でそういった人も減っていくと思います。たとえ，時間が多少かかったとしても，実際入院したときに説明が減ったのを実感したら，心境も変わっていくと思います。

▶ 親切に丁寧に入院案内　患者さんからも好評

小倉　ACという仕事に就かれて，やりがいを感じるのはどういうときですか。
安田　患者さんに対応していてうれしかったのは，「ほかの病院に比べて，きちんとしっかり，親切で丁寧に教えてもらえるからいいわよね」というお言葉をいただけるときで，やっていてよかったなあと思います。
小倉　お仕事ぶりを反映した言葉ですよね。
堀端　よく来られる患者さんの場合，入院センターで手続きをしたのは一度だけでも，外来で週に1回来られるようになってから，来られるたびに毎回顔を出されるという方もいらっしゃいます。「今日も来たよ」と声をかけてくださって，待っている患者さんがいらっしゃらないときはお話ししています。帰り際に声をかけてくださる方もいらっしゃいます。
小倉　素晴らしいじゃないですか。
堀端　病院に来るときに悩んでいることもあるかもしれないのですが，その方はいつも笑顔なので，こちらも笑顔になれます。本当によかったなあと感じます。
小倉　それは想定できなかったよいお話だね。

▶ 慎重に言葉を選びながら接遇

小倉　患者さんに対して，とても気を遣う部署でもありますが，大切にされていることはありますか。
安田　患者さんによってさまざまなので，話しをしたいという方には耳を傾け

て，聞かれたくないという方には必要以上にお聞きしないように努めています。医療に関することはわからないので，「後は看護師が面談しますので，いろいろ聞いてくださいね」とおつなぎします。なかには重病の方もいらっしゃるので，そういう方に対しては，言葉を慎重に選びながら対応させていただいています。

堀端 募集要項を最初にみたときは，「患者さんの情報入力」と書いてあったので，実際に初めて入院センターに行ったときに，安田さんたちが患者さんに対応しているのをみて驚きました。これまで接客業を経験してきて，笑顔を意識していましたが，患者さんが相手となると，病状が患者さんによってまったく違い，なかには余命宣告されたばかりの方もいらっしゃいますので，最初のころはどのようにお声をかければよいか悩みました。

小倉 安田さんは創設時のメンバーですが，これまでのご苦労はいかがですか。

安田 最初の立ち上げからかかわりましたが，私自身も医療現場での経験がありませんでしたので，まさに手探りでした。それまでの土台もなく，何もわからない状態でしたが，看護師さんや薬剤師さんにいろいろと教えていただき，サポートしていただきながら，何とかスタートすることができました。

小倉 本当にゼロからのスタートでしたから，マニュアルもなかったということですよね。

安田 大まかなマニュアルとしては，私が作成したものと，入院センターが作成したものがあります。

小倉 教育マニュアルも作られたんですね。そういう人が最初にいたから，成功したんだよね。

安田 最初は2名いましたが，辞めて私だけというときもありました。

小倉 パイオニアは本当に苦労するね。かたちになってきた感触はありますか。

安田 日々，保険制度が変わっていくので，情報の更新なども含めて，覚えることが増えているのが現状です。

小倉 病院はそういう宿命がありますからね。

安田 それでもみんな頑張っていて，ありがたいことにAC全員，仲間意識をもって，協力しながら行えているので助かっています。

堀端 いまはわからないことがあると，安田さんに頼ってしまうことが続いているので，みんなで分担する体制が整っていくとよいと思います。

安田 1人の患者さんに対して，薬剤師さんと看護師さん，さらには医療事務を

されている㈱ニチイ学館の方もいますので，関係性をもって，協力しながら，相談しやすい職場作りができていくとよいと思います。

小倉　入院センターで業務を1本にまとめて，患者さんが戸惑わないようにしようというコンセプトでスタートしましたが，生みの苦しみがありながらも，現在のようなかたちになっていったことに，ご苦労とご努力を感じました。しかしながら，徐々に体制が整っているとうかがったので，ぜひこれからも1人でも多くの患者さんの喜びの声を吸い上げてほしいです。また，入院センターはまさに病院の玄関ですから，これからも当院を代表する看板娘として頑張っていただきたいと思います。

病院を支える人たち④
連 携 ス タ ッ フ

病院を周辺から支える連携スタッフは？

ドクターヘリ操縦士・整備士（セントラルヘリコプターサービス㈱）

清掃・リネン管理（㈱トーカイ）

手術室の清掃・滅菌（日本ステリ㈱）

売店などの事業（一般財団法人誠仁会）

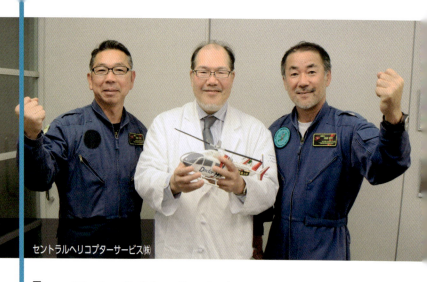

セントラルヘリコプターサービス㈱

「1分を削り出す」
救急現場の最前線に立つ

| 病院長 | × セントラルヘリコプターサービス㈱ 操縦士 長藤 晋平 |
| | 整備士 永田 正文 |

▶ 気象状況の確認，機体の整備を万全に

小倉　ドクターヘリは僕の肝入りの事業でした。お二人とはドクターヘリが導入される防災ヘリ時代からのお付き合いになりますが，どれくらいになりますか。

長藤　操縦士としては30年弱で，ドクターヘリは15年ほどになります。

永田　ドクターヘリは16年くらい担当しています。

小倉　改めて，どのようなお仕事をされているか教えていただけますか。

長藤　操縦士は，安全に飛ぶことが第一です。消防本部と連携をとりながら，安全に医師と看護師を効率よく確実に患者さんの元に送る役割を担っています。患者さんを乗せた場合には，患者さんの負担にならないように飛ぶということも意識しています。

小倉　患者さんを乗せたときと乗せていないときでは，ヘリの飛ばし方は違いますか。

長藤　違いますね。行きはできるかぎり直線距離でまっすぐ向かいます。帰りは，行きに状況がわかっているので，様子をみながら，あまりにも揺れるようでしたら揺れないルートを選びます。

小倉　行きは揺れるんですね。

長藤　直線でできるだけ早く向かうために，医師と看護師には多少の揺れは我慢してもらっています。

小倉　揺れは覚悟していると思います。僕は基本的には酔わないんですが，ヘリの中で点滴をとるなどの細かい仕事をすると，さすがに酔いますね。整備士はどのような業務になりますか。

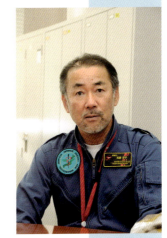

長藤 晋平

永田　朝来てから，フライトができるかどうかの判断をします。異常もなく，飛行に問題がない場合は，機長に報告します。フライト中は機体の異常がないかを確認するのが一番の仕事になります。着陸してからは安全監視が第一の仕事です。

小倉　そうすると，1日の流れはどのような感じですか。

長藤　8時半から運航開始ですので，それまでに機体や自分たちの飛行準備をします。コミュニケーションスペシャリスト（CS）とウェザーチェック（気候の確認）を行い，1日の始まりがスムーズに進むように活動しています。8時半からは待機になり，要請があるまでは，操縦士は常にウェザーチェックをしながら，CSと天候の情報共有をして待機しています。

永田　整備士も燃料の品質確認や点検など飛行前点検を行い，待機業務に入ります。合間に書類作成などの業務をしています。また，季節によって違いますが，午後5時10分ころまで出動を受け付けていますので，機体全体の点検をしながら，飛行時間の管理もしています。

長藤　機体は格納庫から地上ヘリポートに出します。最初の運航があるまでは地上ヘリポートで，いったん運航が始まると，次に着陸するときは，燃料の補給装置がある屋上のヘリポートに停まって待機します。

小倉　医師，看護師との意思疎通は。

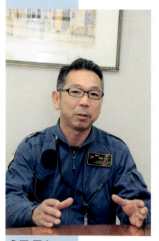

永田 正文

長藤　朝のミーティングでは，天気概況や日没の時刻などを確認し合っています。

永田　ヘリコプターには操縦士，整備士，医師，看護師の4名が搭乗していますが，4名それぞれがそれぞれの専門家で，運航クルーと医療クルーを合わせてドクターヘリクルーといわれています。4名で現場に行って，専門分野で行えることや，いかにして一つの目標を達成できるかを日ごろから考えています。

▶ データと経験で安全なフライトを遂行

小倉　明確であるのは，まず現場の安全，自分たちの安全が確保されて，次に患者の安全になります。ドクターヘリに関しても任務の安全については，完全に操縦士に委ねています。操縦士が飛べないといえば飛べません。そこを確保してもらってようやく私たちも活動できますから。

長藤　運航するかしないかは天候に左右されますので，CSを交えて最新の天気概況をみながら，相談し合っています。

永田　CSは司令塔になりますから。

長藤　すべての情報がCSに集まってきます。消防からの要請，支援の情報，患者さんの容体などがCSに集まり，どこのポイントに飛ぶかがその時点で決まります。マイナートラブルがあったときは運航を中止したり，トラブルシューティングして，その場で修理したりしますが，それらの情報展開の中心がCSです。そのCSとの情報共有が安全なフライトにつながります。

小倉　同じ条件ということはあまりないと思いますが，状況判断ですか。

永田　その状況でベストの選択をしていきます。目の前にある資源のなかでベストの選択が求められています。

小倉　そのあたりは経験を積んだ感覚ですか。

長藤　経験も必要ですが，平時の運航では，気象データが重要ですね。経験が必要となってくるのは，実際に飛んでからどのように判断するかになりますね。

小倉　単純なものではないですよね。

長藤　ドクターヘリという運航にかぎると、「行く場所がどのような天候になっているか」を常に把握しながら、どういった事案が入ったか、救急車との合流地点となるランデブーポイント（場外離着陸場）の状況などを確認します。天候さえ問題なければ、離陸してからどのように飛行するかは操縦士の判断になります。それは経験によります。例えば、風が強いときには高度を高くとるのか、低くとるのかなどは操縦士の経験値ですね。

小倉　ドクターヘリは副操縦士がいないので、整備士の方の役割も大きいですよね。

永田　ヘリの運航中は、操縦士のサポート役も兼ねます。例えば、操縦士のナビゲーションの補佐をしたり、消防無線からの交信をしたり、ランデブーポイントのGPS入力や見張り役なども行っています。

▶ 最北端まで30分で急行　1日最大6フライトも

小倉　フライトにおいて、岐阜県の特徴的なことは。

長藤　山岳地帯が多いので、気流が乱れやすく、降りる場所もかぎられてしまうことがあります。ランデブーポイントを設定できない地域もあります。また、岐阜県は面積が大きく、岐阜大学医学部附属病院などの拠点が南に寄っていることもあり、1フライトが長いこともあげられます。最北端の飛騨市の場合、最大30分ほどかかります。普段でも15分ほどの場所を動いています。

小倉　皆さんが思っていらっしゃる以上に、1日5回飛ぶと相当身体の負担になるんですよね。操縦士や整備士はもちろん、医師や看護師も5回は疲れますね。

長藤　最大6回というときがありますね。ほかの拠点では、30分というと、1つ仕事が終わっていますから、県内で6フライトというと、ほかの拠点では7〜9回ほどのフライトに相当すると思います。

永田　その他の面では、119番から始まって、連携の強さ、大切さを感じます。

小倉　控えめにみて、約200名（約10％）はドクターヘリがなかったら助かっていなかった、社会復帰できなかった方とみています。ドクターヘリは究極のサービスです。助かるか助からないか瀬戸際の命を、道具があるために救える。岐阜県に関しては、連携がしっかりとれていて、基地病院である岐阜大学医学部附属病院の救急医療のクオリティがきわめて高いので、ドクターヘリがツールと

▶ 「1日無事に終わりました」が一番の安堵

小倉 日ごろの体調管理も大事ですよね。

長藤 操縦士は厳格で，航空身体検査が55歳以上は半年に1回，55歳未満は年1回，義務づけられています。社内でも人間ドックや健康診断制度もあります。日常でも健康を意識しながら生活します。お酒はたしなみますが，航空法上フライト前の8時間以内に飲酒してはなりません。私の場合，翌日にフライトがあるときは最低12時間，飲まないようにしています。

小倉 オンとオフの切り替えはどのような感じですか。

長藤 家を出たころから徐々に緩い緊張感が始まって，格納庫ではほどよい緊張感のなかで待機して，無線が入った瞬間，脈が上がるようにスイッチがオンに入りますね。ある程度の緊張感をつないで，着陸して，燃料を入れて，次の待機準備を終えたころに，当初の緩い緊張感に入っていきます。

永田 待機している間，常に緊張は無理ですが，無線機の連絡が入るとスイッチオンですね。

小倉 医師もそんな感じですね。間髪あけずに要請が待っていることもありますよね。

長藤 深呼吸したり，トイレに行くなり，一度切り替えます。そのまま切り替えずに行くときもありますが。

小倉 落ち着くときは。

長藤 終わって着替えて，格納庫を出るときにシューっと緊張感がとれて。余韻は残っていますが，帰りながら消えていく感じですね。

永田 1日終わって格納庫に機体を入れたときですね，「今日も何もなく終わってよかった」と思うと，ほっとしますね。

小倉 救命救急センター長としても「1日無事に終わりました」というのは本当にうれしいですね。当院のドクターヘリの飛行回数は2,500回を超えますが，皆さんのおかげで無事故を続けています。標語は「この1分を削り出せ」。その最前線で1分を削り出してもらっています。大学病院の救急チームの一員として，全クルーが一緒になっていて非常にありがたいと思っています。今後もぜひ会社をあげて病院と一緒に1つのチームとして頑張っていただければと思います。

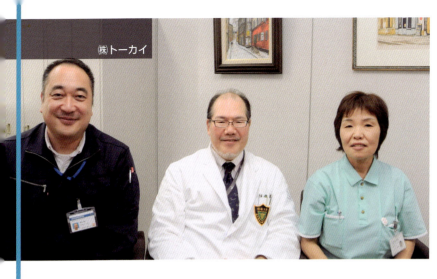

病院内の清掃・リネン管理を長年にわたり担当

| 病院長 ✕ ㈱トーカイ　清掃担当 **安田 慎一**　リネン管理担当 **日下部 示知子** |

▶ 手指衛生に注力　感染管理を徹底

小倉　清掃やリネン管理をお願いしていますが，改めて仕事内容を教えてください。

安田　清掃業務では，外来や病棟の清掃をはじめ，専門部隊が特殊な機械を使いながらワックスをかけています。現在は，約50名のスタッフが携わっています。以前の司町のころから清掃業務を受託していて，思い入れのある病院です。

小倉　いま一番に取り組んでいらっしゃることは。

安田　清掃の基本ということで，目にみえる汚れをとることだけに注力しがちですが，目にみえない汚れということで，感染管理，手指衛生に注力して取り組んでいます。手洗いはアルコール消毒，手指消毒剤を常に携帯して，病院内と医学部棟で一作業ごとに手洗いを励行しています。また，2カ月に1回，院内をラウンドしながら，できているかどうかを確認しています。

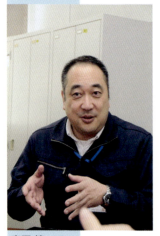
安田 慎一

小倉　医学部棟でも手指衛生をしているのは初めて聞いて驚きました。リネン管理はどのようなお仕事になりますか。

日下部　病棟のリネン庫にパジャマやシーツを納品させていただいたり，汚品を回収したり，付き添いベッドをお出しして，使い終わったら集金にうかがうなどの業務をしています。患者さんのシーツ交換や，退院された方のベッド清掃，院内洗濯の業務も請け負っています。

小倉　何名くらいでされていますか。

日下部　私を含めて 23 名います。

小倉　どれくらいの量のシーツや病衣になりますか。

日下部　工場からこちらに納品するシーツの数は 160〜180 枚ほど。病衣はサイズによって異なりますが，全サイズで 300 枚ほど，毎日注文しています。交換するぶんは台車に，それ以外はリネン庫に入れています。

小倉　シーツ交換はどのようにされていますか。

日下部　定期については，毎朝，師長さんや夜間勤務の看護師さんから指示書が出ていますので，その指示どおりに動いて，交換させていただいています。患者さん第一ですので，今日はしんどいという方には，看護師さんにおうかがいを立ててから交換しています。

小倉　病衣はどうですか。

日下部　冬の場合は週 2 回，夏場の 7，8，9 月は週 3 回交換しています。

小倉　僕は汗かきなので，毎晩，着替えているんですが，そういう要望はありますか。

日下部　私たちは直接患者さんにお配りしないのでわかりませんが，要望があれば，看護師さんがお出ししていると思います。私たちとしては毎日替えていただいても大丈夫ですので，リネン庫に必ず補充させていただいています。

▶ トイレは1時間に1回清掃 きれいな状態を保つ

小倉 具体的に1日の流れはどのようになりますか。

安田 清掃は，朝早い勤務ですと午前7時からごみの回収，外来の清掃から始まります。8時ころから病棟に上がり，シャワー室の清掃などを9時までに終えます。その後は通常の各病棟，担当エリアの清掃を実施します。遅くとも午後3〜4時くらいまでに病棟の清掃が終わります。外来担当は，外来のトイレの保安も兼ねて，清掃しながらチェックしています。午前7時〜午後4時くらいまで，1階と2階に分かれて，1時間に1回は清掃しながら巡回し，きれいな状態を保つことに努めています。日勤帯が午後4時に一段落すると，夜間帯は10名ほどが午後5時ころ〜午後8・9時くらいまで，外来を中心に診察室の清掃を行っています。

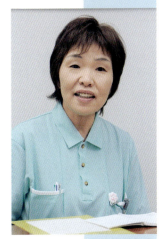

日下部 示知子

日下部 リネンは午前8時半〜午後5時半までの勤務になっています。定期のベッドメイキングの業務は午前中に1〜2部署，午後1時半からもう1部署，曜日別に行っています。退院のベッド清掃は2チームあって，午前9時に病棟へ出発して，午前中は11時半までに終えるようにしています。パソコンに追加分が入っていると，午後5時ころまでに終えるようにしています。洗濯室は院内に洗濯機，乾燥機がそれぞれ3台ありますので，フルに動かして，種類別に分けて納品しています。

▶ 病院のメンバーとして接遇教育に重点

小倉 患者さんからすると，皆さんの接遇が大学病院の印象を左右することになりますが，努めていらっしゃることは。

安田 新人に対しては入職時に接遇の教育を必ず実施していますが，最初の1ページ目は，「病院とは」から始まります。おこがましいようですが，「私たちは

トーカイではなく，岐阜大学医学部附属病院のメンバーである」と伝えています。私たちが病院の評価を上げさせていただくこともあれば，下げることもあるという意識をもって業務にあたるように徹底しています。また，年1回，社員全員の接遇教育があり，その際にも岐阜大学医学部附属病院のメンバーであることを再確認しています。

小倉　契約上は業務を委託していますが，私たちも職員の一員と認識しています。そういったなかで，私たちが職員に対して行っている接遇教育以上のことをされているとうかがい，非常に心強く思いました。患者さんと接する機会もありますが，心がけていらっしゃることはいかがですか。

日下部　接遇に一番重点を置いています。会話に関しては，患者さんなので，何でも話してよいわけではありませんので。とにかく仕事に集中して，患者さんに不愉快な思いをさせないように努めています。

安田　私たちの業務は直接，患者さん，職員の皆さんにかかわるサービス業と思っています。それゆえに，接遇，マナーを大切に取り組んでいます。

小倉　誰でもよいなら簡単だけどね。大切にされているのはコミュニケーション能力ですか。

安田　はい。病室に入るときに一声かけるにしても，診療中は入らない，お見舞いの患者さんがいるときは入らないようにするなど教育しています。

小倉　マニュアルに書いてあっても，その人のセンスが問われますよね。

安田　「失礼します」の言い方ひとつにしても，投げるように言ってしまうと，伝わる印象が悪くなってしまいます。

小倉　リネンの交換も同じですよね。

日下部　患者さん第一に考えていますので，お部屋に入るときに声かけと同時にカーテンを開けないなど，一呼吸置いてからカーテンを開けるように指導しています。

▶ 最高の患者サービスを最前線で実践

小倉　国立大学病院の病院長同士で話をすることがあって，ほかの病院の病院長が岐阜大学にいらっしゃることもあります。その際，うちよりも新しい病院の病院長から，「ここのほうが古いはずなのに，きれいだよね。どうして？」と聞かれたことがありました。業務を委託しているパートナーがよい仕事をしてくださっ

ていると実感しました。

安田　岐阜大学医学部附属病院は，看護部の皆さんを中心に，委託業者がやりやすいように努めていただいて，その結果が患者さんのサービスにつながると考えていただいているところが大きいと思います。ほかの病院の方々から「カーペットがきれいに維持できている」と言われます。通常，カーペットは10年で張り替えというサイクルですが，10年経過しても良好な状態です。ほこりをしっかり取れるように，病院に特化したフィルターを付けた業務用の掃除機を使っていますが，大きな音がするのが難点です。以前，患者さんから，「音が大きい」というご指摘をいただいたときに，当時の看護部の方が入院の案内文に，「清潔さを維持するためには業務用掃除機が必要です」と，清掃に関する文言を入れていただき，本当に感謝しています。音が小さい掃除機もありますが，静かなだけに，しっかり吸い込みきりません。専用の掃除機を使わせていただくことにご理解をいただきました。しかし，毎日，患者さんに負荷をかけてはならないので，掃除を行う時間や曜日を決めさせていただいて，患者さんのサービスにつながるように努めています。

日下部　私たちも感謝の気持ちで，日常の業務にあたっていますが，病院長から，そのようなお褒めのお言葉をいただくと，すごくうれしく，やりがいを感じます。

小倉　最高のサービスを患者に提供する病院というのをまさに一丁目一番地で実践していただいていますからね。

安田　今後，私たちに期待していること，望まれることはありますか。

小倉　㈱トーカイ全体としては，人手不足を何とかクリアして，いまの質を保っていただきたいと思っています。いまのよい状態が続いていけば，病院にとってもありがたいです。まさに毎日の積み重ねで，クオリティを維持していくというのは，非常に大変でもあり，重要なことです。ラグビーの全国大学選手権で9連覇を達成した帝京大学の岩出雅之監督にお話しをうかがったら，レギュラークラスの4年生が寮のトイレ掃除をして，1, 2年生はのびのびとラグビーをやらせるそうです。そうすることで確実に4年間で強くなっているとおっしゃっていました。人がいやがることを行うという育て方をしているので，人間力も養われ，チームワークもできて，強さが続くような気がしました。継続した組織作りは難しいですが，トーカイさんもぜひ"連覇"を続けていただきたいと思います。

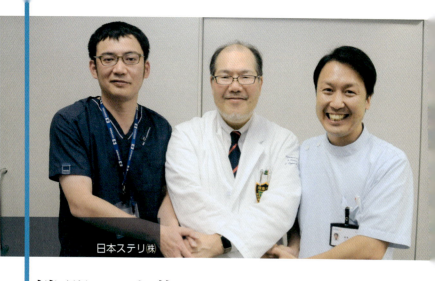

日本ステリ㈱

機器の滅菌から
薬の仕入れ管理，搬送まで

病院長 ✕ 日本ステリ㈱ 河内 雅広・棚橋 正貴

▶ 手術室の清掃，器具のセットを担う

小倉 かつては看護師が行っていた手術室の清掃や器具のセットという業務を担っていただいています。

河内 滅菌事業をメインにしている会社で，岐阜大学医学部附属病院では，物流センター，薬剤部，材料部，手術室の清掃業務に携わっていて，延べ50名ほどが担当しています。

小倉 ステリライズ（sterilize）という言葉自体が，英語で「殺菌する」とか「滅菌する」という意味ですよね。

河内 そうなんです。全国で約250，岐阜県内では7つの病院を担当しています。岐阜大学医学部附属病院は司町にあったころからやらせていただいています。

小倉 具体的にどういった業務をされているんですか。

河内 メインは手術室の清掃から準備，滅菌，組み立てまでを約20名のスタッ

フが担当しています。病棟外来では，機材の回収から洗浄，セットを組み立てています。セットは滅菌パック，専用のケース，コンテナなどです。滅菌装置には3種類あり，高温滅菌，低温滅菌などを行っています。

小倉　どのように組み立てていくのですか。

河内　セットする前に，超音波洗浄機で高温処理して，洗浄してから組み立てていきます。滅菌は機械で行いますが，洗浄は手で洗うものが多いので，重点を置いて取り組んでいます。

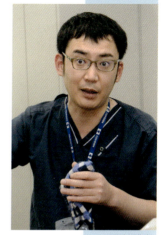

河内 雅広

小倉　洗浄して滅菌するときは，セットにしてから滅菌するんですか。

河内　そうです。滅菌は袋のものもあれば，手術の道具が200くらい入っているセットもあります。それをコンテナと呼んでいますが，小さなものから大きなものまであります。手術は1日20〜30ほどありますので，すべてのセットを組んでいます。

小倉　セットは何種類くらいあるんですか。

河内　300は超えていると思います。

小倉　手術の内容ごとに細分化しているということですね。

河内　各科に基本のセットがあります。一番多いのは整形外科ですね。また，長い手術も多いので，ほとんど使わない機器でもバックアップを用意しています。

小倉　物流センターは。

棚橋　倉庫で管理をしています。スタッフが各病棟を回り，在庫や仕入れ管理をしています。購入に関しては病院の調達係で行っています。私たちは決定した商品を決まった数だけ病院側の決定に従って，在庫に置くという業務になります。

小倉　管理はバーコードですか。

棚橋　二次元バーコードを使って，ピッキングリストからピッキングして，配送する仕組みです。物品にはバーコードの入ったシールが貼ってあります。使った物品のシールを台紙に貼って，その台紙を毎朝回収して，病棟で使われたことを

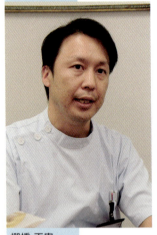
棚橋 正貴

確認して,そのぶんを補充していきます。

小倉 それ以外の物はどうされているんですか。

棚橋 外注品もありまして,そのぶんは調達係が出すシールがあります。そのシールを物流センターで検品して,受領書を発行して,業者に渡して,病棟に運んでもらっています。物流センターでは,10名ほどのスタッフが担当しています。薬剤スタッフは薬剤部から病棟外来まで薬を運ぶ搬送業務がメインになります。

小倉 薬の運搬業務もステリさんのお仕事なんですね。

棚橋 オーダーがきたら,ピッキングリストからピッキングしていきます。薬剤師のダブルチェックが入って,OK が出たら搬送に出るという流れです。人数は常時 3 名が担当しています。

小倉 定期の処方になりますか。

棚橋 定期は注射薬と内服薬に分かれています。注射薬は大きなワゴンでの搬送,内服薬はスーパーのかごのような入れ物が各病棟に置かれていて,カートで搬送するかたちです。臨時の場合は看護師の方が取りに来ることもあります。

▶ 個々の働き方に合わせたシフト作り

小倉 当院からの契約は一括業務委託ですよね。

河内 3 年単位で契約を結ばせていただいています。業務は朝 7 時半〜夜 10 時までとなります。パートで来られている主婦の方はだいたい 4〜5 時間ほど働かれるので,シフトを組んでいます。

小倉 パートの方もいまの働き方に合っているところがあるんでしょうね。

河内 私は統括責任者として,会社からの指示の伝達をはじめ,勤務の管理や面接を行っています。入れ替わりもありますので,2 カ月に 1 回ほど,新規の方の採用面接をしています。

小倉 これからの時代は,人をどのように雇用するかが難しくなってきますよ

ね。パートで勤めている方は，どれくらいの期間で働いていますか。

河内　長い方は20年近い方もいらっしゃいます。融通が利くので働きやすいと感じていただいていて，調整しながら組んでいます。家庭の事情などで毎年どうしても2，3人の入れ替りはありますが，辞められる方は少ないです。ほかの病院では，医療スタッフにきつい言葉をかけられて辞めていかれる方がいるのを聞きますが，こちらの病院ではそういうことはないので，本当に感謝しています。

▶ 「パートナー」として良好な関係を継続

小倉　岐阜大学医学部附属病院の特性はありますか。

河内　洗浄や滅菌スペースを確保していただいて，環境が整っています。鋼製小物のセットもたくさんご用意いただいています。開腹セットは市中の病院で4～5セットですが，こちらは10セットあります。ほかの病院ですと，急いで滅菌しなければなりませんが，こちらの病院では次の日に基本セットを急いで使うというケースはないので，とても充実しています。

小倉　それは無駄な投資になっていないの。

河内　使いすぎますと傷みも早いですし，急ぐと，アクシデントやインシデントが起きやすくなります。

小倉　医療スタッフとの連携はいかがですか。

河内　私たちの会社は滅菌して当たり前，洗浄して当たり前，掃除して当たり前と思われていて，通常は業者として扱われるのですが，いままでの看護師長さんは，私たちのことを「パートナー」と呼んでくださり，そのように言っていただけると，看護師さんにも浸透して，よい関係，よい環境でお仕事をさせていただいていると思っています。

棚橋　岐阜大学医学部附属病院にきて，業務リーダーをやらせていただき，初めての環境で緊張しましたが，スタッフや薬剤師の方々に，「わからないことは聞いてください」と言っていただき，助かりました。また，私を含めてパートスタッフに対して，薬の取り扱いなどについて，勉強会の機会を作っていただきました。向精神薬や毒薬の説明をしてくださり，とても助かりました。スタッフも医師とコミュニケーションがとれ，人間関係がうまくできているのがすごいと感じました。

小倉　当院のスタッフは，医師が約400名，看護師が約600名，それ以外は職

員やメディカルスタッフを含めて800名くらい。800名がパートナーと呼ばれる方々です。下請けとは思っておらず，むしろ対等だと思っています。根幹となる業務をお願いしていますから，信頼関係はパートナーシップがないと築けないと思っています。

▶ 患者さんの手術を遅らせない

小倉 何もないことが当たり前という業務が毎日続いていると思いますが，気をつけていらっしゃることは。

河内 一番大切なことは，患者さんの手術を遅らせないことであると思っています。例えば，器具を滅菌していなかったということがないように気をつけています。信頼を得るのはすごく時間がかかりますが，失うのはあっという間なので，大切にしていますね。

小倉 病院や航空機，F1チームには，高信頼性組織というのが基本にあって，本当に時間がないなかでギリギリのチームメンバーで，しかし，1つ間違えると信頼を失い大事故につながる組織なのです。そういった仕事をしてもらっているのでパートナーなんですね。

棚橋 これから責任者として引き継いでいきます。前任者からの意思を引き継いで，ミスのない業務を続けていけるようにしていきたいです。

小倉 病院にとってかけがえのない業務をしていただいているのを実感しました。今後ともよろしくお願いします。

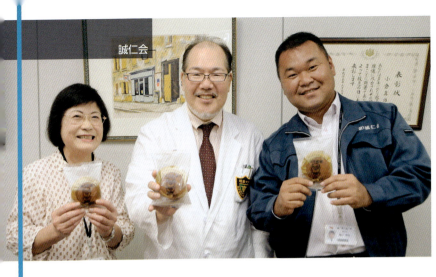

病院内のサービスを
多方面から支える

病院長 × 一般財団法人誠仁会　藤山 寿秋・太和田 陽子

▶ 利便性のよい店舗作りに努める

小倉　誠仁会という組織を，患者さんをはじめ，職員でもよく知らない人が多いと思いますので，いつから，どういった仕事をされているのか教えてください。

藤山　岐阜大学医学部附属病院が寄付金を募り，1973（昭和48）年に設立した一般財団法人です。売店や喫茶，レストラン，駐車場などの事業を行い，収益を病院に還元するという組織です。

小倉　当院にあるローソンやタリーズコーヒーの運営をされていますね。

藤山　患者さんや来店される方に配慮したサービスを行っていくために，少しでも便利な店作りに努めていますが，病院にある店舗ですので，身体の不自由な方をサポートできる体制をしっかり整えたいと思っています。また，ローソンのレジは現在4台ありますが，一番込み合う昼どきは，フル稼働で対応しても列ができて並んでいただいている状態ですので，もう少し広めのスペースを確保して，

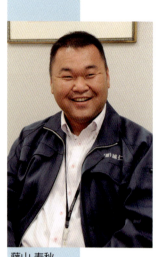
藤山 寿秋

レジを増やしたり，並び方を工夫したり，少しでも改善したいと考えています。

小倉 患者さんが利用する駐車場の料金も病院側の意向で値上げしましたが，反応はいかがですか。

藤山 満車の状態が続いていましたので，必要な判断だったと思います。思い切った発想の転換をしていただきましたので，利用しやすい駐車場になってきたと思っています。実際，満車になることがほぼなくなり，柳戸に移転してから一番よい状態にあるとみています。

小倉 クレームはきていませんか。

藤山 しっかり理由をお話しさせていただき，病院として必要な値上げだったと理解していただいています。いただいているのも最低限の100円（24時間）です。病院の駐車場を改善していく運営資金に利用させていただいています。

小倉 誠仁会の協力あってのことと思います。太和田さんはどういったお仕事をされているんですか。

太和田 仕入れたお弁当を，病棟をはじめ，大学の先生方にも届けています。教職員サービスの一環として，先生方が昼食を買いに行く手間を省こうということで司町のころから始まりました。担当して17年になります。その他，会報などの郵便物を仕分けしたり，患者さんが使われたおむつ代の伝票を切り，入金があったら帳面上で消したりしています。

小倉 知らなかったですね。お弁当は何種類あるんですか。

太和田 お弁当は1種類ですが，おかずが7～8種類入って，380円です。

小倉 病棟の移動販売も担当されていますよね。

藤山 患者さんのなかには動けない方もいらっしゃるので，少しでもお役に立てればということで，患者サービスの一環でやらせていただいています。利益追求というよりは，患者さんにサービスを還元できるように努めています。郵便局も同様で，病院内にあったほうが便利ですので，補填しながら事業を継続しています。

小倉　ファクス送信コーナーも事業ですか。

藤山　はい，院外処方せんファクスコーナーを担当しています。規則上，病院が業務を行えないことをサポートしており，病院が発展するように貢献していきたいと思っています。

▶ これまでにないものが患者を近づける

小倉　岐阜大学医学部附属病院について感じていることは。

藤山　「全体で一致団結して築き上げていこう」という意思を感じます。私たちも心が温まりますし，信頼して仕事をすることができています。

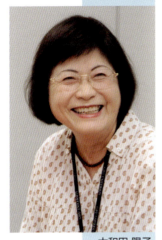

太和田 陽子

小倉　私自身も意識しています。大学病院は「垣根が高い」と言われ続けてきて，どうやったら下げられるかを考えてきました。いまは，来院している患者さんが口コミで広めていくと思っています。そのため，患者さんが「垣根が下がっている」と実感していただいているのを期待して，いろいろな企画を考えてきました。大学病院は，これだけよい医療を提供していながら，「何となくとっつきにくいよね」というのは，患者さんにとってもハッピーなことではないですからね。

藤山　病院としてチーム感がありますね。

小倉　患者さんが感じてくれているといいんですけどね。

藤山　独自に発行した書籍『岐阜大学医学部附属病院　ここがすごい。』も評判がよかったです。患者さんは自分のかかっている医師に興味があるようで，目を引いていました。今までになかった本で，業者の皆さんも買っていかれました。大学病院や医師の方々に興味が湧いたり，距離が縮まったりして，患者さんと近づいてきていると感じています。

太和田　以前に3週間入院したときに，タリーズコーヒーでお茶をするなど，とくに不自由もなく，看護師さんも親切で，いやな思いはまったくありませんでした。

小倉　患者さんの立場を経験されて，さらに誠仁会の活動に感じることはありま

したか。

太和田　誠仁会がかかわっていることを患者の立場で再認識しました。

▶ 「おもしろいことをやっている」を模索

小倉　今後のサービス展開をどのように考えていますか。

藤山　どらやき「小倉あんこ」は，病院の新しいサービスとして，誠仁会と大学病院とコラボレーションして作らせていただきました。とても好評で，出張でお土産に持って行かれると，1つの話題になってお話しができるよいきっかけになっていると聞きます。岐阜大学医学部附属病院はおもしろいことをやっていると，多方面で刺激になっていて，次の展開も模索しています。

小倉　例えば，マグカップなどのグッズもあるとよいのでは。

藤山　どんどん病院とかかわって，オリジナリティを出せていけたらと思います。

小倉　岐阜大学のノベルティグッズもいいですよね。

藤山　ぜひ，岐阜大学ともコラボできたらいいと思います。クリスマスのイベントなども含めて，いままでになかった新しいことが病院全体で増えてきています。「おもしろい」「楽しい」という取り組みに，誠仁会も取り込んでいただきながら，一緒にタッグを組んでやっていきたいです。

小倉　これまで何となく知っているような思いでいましたが，知らないことがたくさんありました。これを機会に皆さんが誠仁会のことを理解していただいて，いままで以上にご利用いただけるようになればよいのではないかと思います。

誠仁会とは

岐阜大学医学部附属病院が寄付金を募り，1973（昭和48）年に設立した一般財団法人。これまで病院が事業として運営することが難しいとされてきた売店や喫茶，レストラン，駐車場などの事業を行い，収益を病院に還元している。病院内では，駐車場の管理をはじめ，ローソン，タリーズコーヒー，介護・医療用品売店，郵便局，移動売店，レストラン，理・美容室「モモタロー」など，幅広く業務を行っている。マスコットはサーブちゃん。岐阜を代表する鵜飼の鵜と，誠仁会のSおよび「奉仕する」「役立つ」などの意味を表すserveの頭文字Sで形どり，オレンジ色は鵜飼のかがり火と岐阜大学のスクールカラーを兼ねた橙色としている。

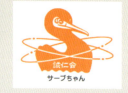

病院を支える人たち⑤
事務スタッフ

病院を支える事務スタッフの仕事は？

調達係・人事労務係（総務課）

経営分析係・医療情報係（経営企画課）

診療報酬係・診療情報管理係（医事課）

医療連携係・医療支援係（医療支援課）

医療連携センター

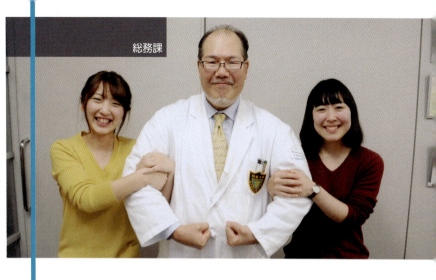

病院の根幹を支える医療事務職の要

病院長 ✕ 総務課 調達係 梅村 彩貴子　　人事労務係 丹下 保菜美

▶「総務」「人事労務」「管理」「調達」の4係を担当

小倉　総務はまさに医療事務職の扇の要といえますが，どのようなお仕事か，改めて教えてください。

梅村　総務課には総務係，人事労務係，管理係，調達係の4つの係があり，30名ほどいます。私は調達係で，病院の診療で使われる物品の契約や管理を担当しています。

小倉　管理って検収するところまで行っているんですか。

梅村　物流センターでも物品を扱っていますので，そちらでいろいろ問題が起きたときにも対処しています。

小倉　物品の管理はパートナー企業が担っているので，そちらをコントロールするということですか。

梅村　そうですね。日本ステリ㈱の物流担当者さんから，相談を受けることもあ

り，協力しながら取り組んでいます。

小倉　納入するときに，正しいかどうかというチェックは。

梅村　品番などをチェックしています。患者さんに使用する高額な商品については物流センターで，ロットや期限などを控えています。

小倉　入口のところでチェックして，院内の組織である物流センターに置いた後は，日本ステリが管理しているということですね。値段交渉するのも仕事？

梅村　そうですね。仕事の半分は値段交渉ですね。

小倉　最近は専門的な事務職も出てきましたね。人事労務係はどのような仕事になりますか。

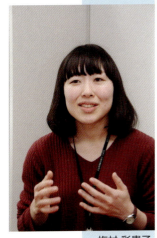

梅村　彩貴子

丹下　担当しているのは主に福利厚生にかかわる事務で，新たに採用された方や退職された方の健康保険の加入や変更の手続きをしています。また，職員の方が出産や病気などで休むときに，休んでいる間でも安心して生活が送れるように，例えば，保険料の免除や傷病手当金などの申請の手続きをしたり，労働災害に遭ったときの事務的な手続きをしたりしています。その他，職員の方の勤務時間の管理や報告を大学本部にする仕事もしています。

小倉　気づかずにいたら抜けてしまいそうだけれど，本人も気づかないうちにバックアップしてくれているということですね。

丹下　本人がそういう手続きができることを知らなくても，「休みます」という情報が回ってきたときに，「こういう申請ができるので，書類を出してください」という感じで，こちらから職員の方にお知らせしています。

小倉　結構抜けそうな気がするんですけれど，抜けないようにするための工夫はありますか。

丹下　「休んでいますよ」という情報が，自分のところまで必ずくるとはかぎらないので，同じ係の別の人から情報が入ってくることも考えて，月末に自分から「今月休んでいる人はいないですか」と尋ねて，漏れがないようにしています。

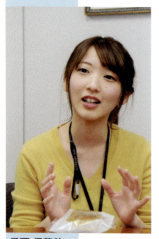
丹下 保菜美

小倉　情報をとりにいくんだね。それをやるかやらないかがよい仕事になるかどうかの大きな境目ですね。安心しました。管理係はどういう仕事になりますか。
梅村　駐車場などの管理をしている誠仁会と職員の間を取り次いだり，先生方の旅費を精算したり，ポスターや通信などの管理をしています。ドクターヘリの飛行数もカウントしています。
小倉　総務係は。
梅村　一番幅広い部署ですね。厚生労働省や文部科学省など外部とのやりとりをはじめ，式典や会議の調整をしたり，規則の改定や公文書を作成したり，中期計画，年間マニュアルの策定など。広報も担っていて，報道機関への対応やホームページ，『うぶね』という広報誌も担当しています。その他，職員アンケート，ICカードの管理，クレームなどにも対応しています。すべての外線電話がかかってくるので，外部とかかわるあらゆる仕事をつないでいる部署ですね。
小倉　放射線業務の手続きも特殊なので，担当してもらっていますね。

▶ 病院職員の力になれる仕事がしたい

小倉　いろいろな職種があるなかで，どうして人事を希望したの。
丹下　自分が採用されたときに，最初にかかわるのは人事関係の方になりますよね。研修を行っていただいたり，書類の手続きをしてもらったりしているなかで，身近に感じました。自分もこれから来られる方と最初にかかわりたい，携わりたいと思って希望しました。
小倉　その感覚はわかるよ。僕も岐阜大学に戻ってきたときの人事係長に，採用手続きをはじめ何から何までやってもらったからね。
丹下　もともと人とかかわる仕事をしたいと思ったんですけど，就職活動をしていくなかで人事の人とかかわることが多くて，自分も力になれたらと思いました。
小倉　なるほどね。調達係はどうして。

梅村　入職して1カ月間，研修期間があり，いろいろな部署をみせていただきました。大学職員として入ったのに，病院でも働けるんだなと思って，興味をもちました。もともと経理関係に興味があって，その中間というところで，調達係に配属していただいたと思います。

小倉　企業でいうと購買といわれる部署になるんですよね。トヨタのかんばん方式は，在庫を自社にはもたず，外に置いて，必要に応じて取り寄せるというシステムで，それに近いことをやっていただいています。

▶ 一つひとつの工程を確実に

小倉　業務で大変なことは。

梅村　物品の業者さんと交渉するのですが，相手は診療材料のプロなので，「価格を下げてください」と言ってももちろん下がりません。知識がないなりに，業者さんの知識を教えてもらおうという気持ちで話しを聞くようになりました。そうやって話しをしていくうちに，業者さんともコミュニケーションをとれるようになってきましたし，しっかり話すことは大切だなと思いました。

小倉　同じ会社から物を仕入れるにあたって，1年目と2年目で価格は下がっていますか。

梅村　確実に変わっていますね。自分なりに目標をもっているので，それを目指して頑張っています。数字で目標を立てられる部署なので。

小倉　人事も年度替わりは忙しくなるね。

丹下　書類の提出が必要なことが多くなるので，書類の内容を自分でも理解しておいて，相手に提出の理由をきちんと説明して，お願いするようにしています。

小倉　大事ですね。仕事の充実感ややりがいを感じることは。

丹下　窓口業務が主な仕事になるので，自分が行った手続きで，きちんとした職員生活を送れるような手助けになると思うと，すごくやりがいを感じます。対面なので，直接お礼を言われることが多くて，うれしいです。

梅村　看護師さんから「急ぎでどうしてもいまこれがないと困るんだけど」と言われたときに，いろいろ調べて，業者さんに連絡して，段取りを進めて，早めに届けられたときは感謝されてうれしいですね。

小倉　一つ工程がずれただけで現場にいけばいくほど，そのずれは拡大していくので，事前の準備は大切だよね。仕事への誇りはいかがですか。

梅村　収益という意味で，病院の歯車の一つとして機能しているのを感じます。

小倉　実感をもつことが大事だよね。購入金額が下がって，損益分岐点が少しでも下がると大きな動きになるからね。

梅村　やりがいがありますね。

丹下　自分の仕事が患者さんにまでつながっているということに日ごろ気が向かなかったので，余計頑張ろうかなと思いました。

小倉　順応性と素直さがいいね。決して年齢じゃなくて，心が柔らかいかどうかが大切ですね。

▶ 従業員満足の最前線に立つ

小倉　総務課は民間企業の社長からアイデアの参考にされており，全体のポリシーが反映されやすい部署。調達係はうちに入ったものを支払う大きな場所なので，全体がみえていますよね。まさにそこが利益を出す部署なので。収入というのは，病院では決まった金額×患者数。公定価格なので，どれだけ利益を出すかは調達係次第です。そのなかで自分のやったことがまさに反映されていく。全体に鳥瞰，鳥の目でみる感覚をもっていると，自分の仕事が単なる歯車ではないというのがすごくわかると思います。人事労務は，従業員の満足なくては患者の満足はありません。福利厚生はまさにその最前線。一つひとつの作業で，従業員が働きやすくなります。その現場にいるスタッフがしっかりとしたポリシーと実力を備えていると安心です。総務課に期待するのは患者さんとの橋渡し。支出を減らすことによって利益が生まれ，スタッフも新しい機械を購入でき，患者さんによりよいサービスが提供できます。総務課は，自分の目の前の仕事を細切れで考え，全体の流れを見失いがちになるので，若いうちに全体の流れのなかで，どの流れを担当しているのか，一つの歯車がずれることでどれだけ影響が大きくなっていくのかを考えるだけでもかなり違うと思います。ますますやりがいが増していくと思います。総務課は大学病院のまさに根幹を支えていただいています。一つひとつの仕事ではなく，全体を見渡して，さらに事務方として成長していただいて，大学病院全体を底上げしていただきたいと思います。

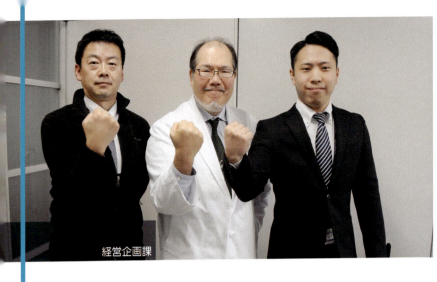

経営企画課

病院経営の中枢を担う

病院長 × 経営企画課　経営分析係　**大宮 公治**　　医療情報係　**山下 龍士**

▶ 経営判断となるデータを分析　医師に還元

小倉　経営面の中枢を担っていただいています。具体的にどういったお仕事をされているかご紹介をお願いします。

大宮　予算企画係，経営分析係，医療情報係，臨床研修支援係という4つの係があります。臨床研修支援係は少し特殊で，研修医に関連する係になります。私は経営分析係で，病院経営の分析や企画などを担当しています。

山下　医療情報係は，医療情報システムの企画や開発，運用や支援，電子カルテシステムの維持管理などを担当しています。

小倉　病院で情報というと，患者さんの診療にかかわる情報と，それに基づいて動くお金の情報があります。病院経営は，患者さんと保険者からお金をいただいて，使った費用を支払うという仕組みですが，経営分析係は，「適切に行えているか」とか「何か過剰な支出をしていないか」という分析について，病院長が最終

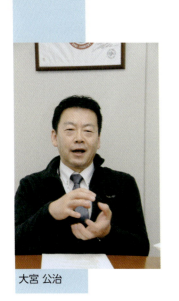

大宮 公治

判断するための材料を作っています。いわば財務部のような部署で、財務面の分析をしてもらっています。

大宮 ものすごく膨大なデータや情報があるなかで、病院の経営、医療の質の向上のために生かしていくことが、これからは多くの場面で求められます。ITの普及が拍車をかけています。ほかの病院と比較しながら、よいところは維持し、改善すべきところは「なぜそうなるのか」を分析して、現場の医師や看護師にフィードバックしています。

小倉 患者さんのデータや経営的なデータを使って、院内で利活用する役目を担ってもらっています。全国にある同じ規模の国立大学病院のなかで、「どのような順位にいるのか」など、いろいろな資料があります。例えば、当院の場合、新規入院患者数1位とか、在院日数がもっとも短いなどのデータが集まってきます。経営の要として、経営者である病院長や医師が欲しいデータを集約するシステムができています。まさに、情報を一元集約して、病院長や医師へフィードバックするハブ的な部署ですね。

▶ 電子カルテシステムの安定稼働に努める

小倉 医療情報係はどのような仕事になりますか。

山下 中央に電子カルテシステムという大もとのシステムがあります。本来、薬剤部や検査部、放射線部などにはそれぞれのシステムが稼働していますが、中央にある電子カルテと連携させて、一つの大きなシステムを構築しているのが特徴です。365日24時間、安定して稼働しているのが大前提ですので、日々サーバーをチェックしたり、アプリケーションソフトが正常に動いているかどうか、ツールを使いながら監視したりしているところです。

小倉 ダウンしたら病院長は呼び出されるからね。

山下 毎日、医師や看護師が使われていて、不具合も出てくるため、システムの

業者の方と連携して，安定稼働につなげています。

小倉　各部門にシステムがあるから，それぞれはやりやすいけれど，そこからデータを飛ばして受け取るというプロセスが発生するので，中央のコンピューターに対して負荷が高いという現実はあるね。

山下　いまのシステムは，2016年1月1日に稼働しはじめましたが，当初から速度に関して課題があり，患者さんにもご迷惑をおかけすることがありました。少しでも電子カルテの速度を改善できないか，日々検討して対応しています。

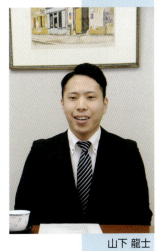

山下 龍士

小倉　自分のパソコンでも便利になるようにソフトウエアを入れるけれど，入れれば入れるほど遅くなるのと同じだよね。時々断捨離が必要ですね。

▶ 岐阜大学医学部附属病院は「宝の山」

小倉　いまの仕事のやりがいは。

大宮　やっていておもしろい仕事です。実感として，岐阜大学医学部附属病院のポテンシャルは，まだあると感じています。課題もありますが，歯車が噛み合えば，さらに好転するような気がします。

小倉　部分最適化は進んできたので，方向性は正しいと思っています。

大宮　最初に小倉先生とお会いしたときに，岐阜大学医学部附属病院は「宝の山」と言われたのを覚えています。埋もれているなかから，手探りでみつけていき，病院長や医師にしっかりお返ししていくことが大切と感じています。医師の方々に納得していただいたときは，モチベーションが上がりますね。

小倉　どういうときに。

大宮　医師が疑問に思われていたことをデータでお持ちして，「ここを改善したらいいんだね」と言われたときですね。

小倉　PDCAサイクルがしっかり回っています。部署ができる前はデータをお願

いしてもなかなか出てこなかった。医師側も「よい診療をすればよい」という職人気質のような感覚なんですが，そのなかで経営的な意識が芽生えてきているのは確かですね。職人であっても，疑問を投げて，その返事に対してレスポンスがあるので，意識は確実に変わってきていますね。

山下 システムは安定稼働しているのが前提なので，ほめられるより怒られることのほうが多いですね。

小倉 確かにディフェンスだもんね。

山下 はい。稼働しはじめた直後は数日間，電話が鳴りやまないくらい不安定なときで，感謝されることもなく，やりがいをみつけることはできませんでした。つらい時期でしたが，いまは安定してきて，現場の方から追加の要望や意見があって，意向を取り入れたシステムが実現したときに感謝されるとやりがいを感じます。システムが大きいので，原因がどこにあるのかは経験を重ねないと難しいところもあります。医師は患者さんを待たせてしまうことで迷惑をかけると考えていらっしゃるので，怒られて当然なんですが，もう少し安定して，迷惑をかけないようにしたいと思っています。

小倉 忍耐力がいりますね。システムエンジニアのなかでは，開発をやりたいというエンジニアがほとんどで，メンテナンスをしたいというエンジニアは少ない。システムがきちんと動くようにするのは大変で，華やかではないけれど，それをやらないと病院のシステムがきちんと動かないというのはあまり知られていない。まさに縁の下で支えてくれています。

▶ PDCAサイクルを回して病院の安定経営を

小倉 これからの目標を聞かせてください。

大宮 情報はどんどん更新され，分析も永続的に続ける必要がありますが，医師の努力に報いることができたらよいと思っています。

小倉 医師の努力を経営に結びつけることが大事ですね。

大宮 医師は，どうしたら病院の経営がうまく回転していけるようになるかということに耳を傾けてくださるのでありがたいです。

小倉 促進力も全然違いますね。それは具体性があるから動けるわけで。頑張れとだけ言っても動かない。こうしたら頑張れると示すことが重要なポイントです。目標に対する材料を準備するのが経営企画課。まさに，ダイヤモンドの原石

をみつけて加工し，磨きをかけている部署ですね。

山下 とりあえず，目の前の不具合を直すという業務がしばらく続いていくと思いますが，システムは更新していくので，次の医療情報システムを構築するにあたって，医師や現場の方々の要望をできるかぎり吸収していきたいです。いまのシステムで実現できなかったとしても，次のシステムでは反映させて，ユーザーの満足度が高いシステムを構築するのが目標です。

小倉 現場に近いスタッフから，この病院にとって正しいかどうかということも含め，次世代のシステムはどうあるべきか，何と何をトレードオフするべきかを考えて，次世代のコンセプトを提案していってほしいと思います。次の更新がすぐ始まるので，一生懸命考えて早めに提案してくれるとうれしいです。また，経営企画課は，経営のコアな部署になります。病院はこれからも続いていきますが，情報を出し続けてPDCAサイクルを回していかなければ存続することはできません。頑張って情報を出し続けていただきたいと思います。

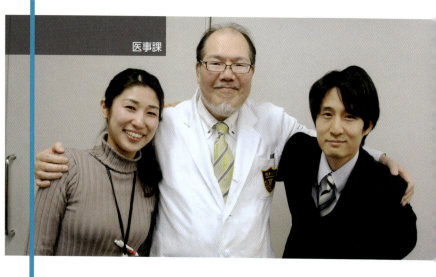

医事課

診療報酬全般にかかわる業務を担う

病院長 × 医事課　診療報酬係　柴田 峻次　　診療情報管理係　平野 沙知

▶ 会計処理のシステムを構築

小倉　医事課が行っている業務内容について，院内の医師でも知っている人は3割くらいかもしれないですね。噛み砕きながら，紹介していただきたいと思います。

柴田　医事課には，医事係，診療報酬係，診療情報管理係，収入係の4つがあります。職員は23名で，一部業務委託をお願いしている㈱ニチイ学館の職員を含めると，倍以上のスタッフ数になります。

平野　一番多いのが診療情報管理係で7名。医事係7名，診療報酬係5名，収入係4名です。

小倉　では，まず医事係の仕事内容について教えてください。

柴田　さまざまな業務を担っていますが，主に施設基準の届出業務に携わっています。岐阜大学医学部附属病院の施設が基準を満たしているかどうか，体制が

整っているかどうかなどについて確認し，届出を更新したり，報告したりしています。

小倉　厚生労働省との窓口で，大学を経営していくうえで中枢となる部門の一つですね。収入係は。

平野　患者さんの未収金問題などに取り組んでいます。

小倉　診療報酬係は，患者さんが検査したとすると，どこの部分にかかわってきますか。

柴田　直接患者さんと接することはありませんが，例えば，検査するために，医師は電子カルテにある検査項目のボタンをチェックします。そのボタンを作っています。

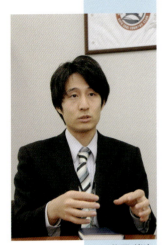

柴田 峻次

小倉　注文できる画面がないと，手で書いて，また拾い出して入力するのが大変なので，そういうボタンをあらかじめ作っておくということですね。

柴田　昔は紙カルテで，事務方が紙から書き起こしていましたが，いまは電子カルテなので，そのボタンを作る必要があります。新しい手術や検査を始める際に，算定基準と照らし合わせて，当院で算定が可能かどうかを判断したうえで，カルテのオーダーを作っています。

小倉　すべての医療行為は点数が決められているので，医師がチェックした後，点数が会計処理で何点と出てくるまでのシステムを担っているのが診療報酬係の仕事。点数を基に会計処理するところは，ニチイ学館に業務委託して，収納を受けるのは収入係というわけだね。患者さんにとっては，紙1枚の請求書を受け取り，どうしてこの値段になるのかわからないと思うかもしれないけれど，みえないところで，実はいろいろなプロセスをたどっているということだね。医事課はお金を計算してもらうところという，ざっくりとしたイメージだけど，お金の入口と出口のところを医事課でしっかりコントロールしているんだね。

事務スタッフ　診療報酬係・診療情報管理係

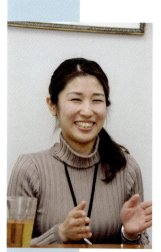

平野 沙知

▶ 包括医療費支払い制度のデータをハンドリング

柴田　入院患者さんの場合は，診療情報管理係が担当になります。

平野　入院レセプト担当者と協働して，診療報酬の明細書であるレセプトを作ります。医療費は，包括医療費支払い制度（DPC）といって，医療資源をもっとも投入した検査の病名に対して，薬を含めた総額が決められています。医師が選んだ病名に対して，その病名でよいかどうか，カルテをみながら確認しています。

小倉　完全に定価制で，しかも1つの病気で同じ値段なので，超えたらすべて病院のもち出しになる。大学病院に来る患者さんは複雑な病態が多くて，いくつもの病態が重症化しているのに選べる病名は1つだから，そのなかでもっとも医療資源を投入した病名を選んだとしても損をしていることが多い。その包括医療費支払い制度にかかわるデータをハンドリングしているのが診療情報管理係というわけだね。診療情報管理士という資格をもっているんだよね。どうして目指そうと思ったの。

平野　大学では医療経営情報学科で医療知識や診療報酬に関することを勉強してきました。たくさん診療内容があるなかで，医師がどうしてこの手術や処置を選んだのかが理解できるようになると，正確なレセプトを作成できるようになるので，やりがいを感じています。

小倉　まさに推理だね。

平野　カルテが読めるようになるとおもしろいです。

小倉　読めますか。

平野　時間はかかりますが，何回もカルテを読み続けています。迷ったときは医師に相談しています。

小倉　いろいろな症例がありますよね。知識もないと推理できないね。

平野　担当の診療科をもっているので，その診療科についての知識を深めています。

小倉　いくつくらいの担当科をもっているの。

平野　私の場合は、産婦人科、耳鼻科、総合内科、精神神経科です。

小倉　うまくいくときといかないときがありそうだけど。

平野　さっぱりわからないときもあります。

小倉　治療も複雑な場合があるからね。

平野　総合内科が難しいですね。

小倉　疾患の可能性が広がっていくからね。やっていて大変だなあと思うことは。

平野　専門知識では、医師が何を話されているのかを理解するまでに難しいときがあります。一方、医師に診療報酬のルールを説明して、理解してもらうことに難しさを感じることもあります。

小倉　確かにね。医師は医事知識が少ないからね。柴田さんの専攻は。

柴田　医療福祉大学で電子カルテやシステムの勉強をしてきました。医療にもパソコンにも興味があって、ちょうどそのころ、電子カルテも過渡期だったので、その分野に関心をもちました。

小倉　最初は、実際にカルテやシステムに組み込む「医療情報係」という部署に配属されていたよね。医事課と連携した人事を覚えているよ。要するに、医事は医事、医療情報は医療情報と課が違うと、連携があまりされていなくて、そのうち、「それはうちの仕事ではない」という雰囲気になって。「いくつかの領域は一緒にやらないといけないよね」という話をしていて、そのパイオニア的な存在だね。

柴田　医療情報係には10年ほどいました。それまでは、依頼を受けてから、システムに組み込むという仕事でしたが、いまはその前段階として、医師から依頼を受けて、手術や検査をするときに、当院でできるかどうか話し合って、次の担当者に依頼する側になりました。以前は医事のことはわかりませんでしたが、どちらもわかるようになったので、ありがたいです。

▶ 保険制度と治療とのギャップを埋める

小倉　事務システムで、苦労している点は。

柴田　適用されない手術の相談を受けたときに判断に困ります。

小倉　確かに、自費で入院して手術するなら、医学的に正しいことをどこまでも追求できるけれど、患者さんに対して保険に合わない診療をすることはできないからね。それは、患者さんとの契約違反になる。保険診療ということは、範囲内

で手術や検査を行うということを宣言しているからね。

柴田 海外では十分な事例があったとしても，日本では認められていなかったり，許可されていなかったりというパターンのほうが多いですね。

小倉 先進医療を手がけている大学病院だけにね。

柴田 医師は海外で勉強した知識もあって，合致した患者さんがいたら，助けるために治療したいと思うのは当然なんですが，日本ではまだ未承認ということがありますね。

小倉 確かに矛盾はあるよね。うまく制度と医療，治療が噛み合えば，最低の値段で最高の治療ができることにつながっていくと思います。

▶ 診療報酬制度の根幹に携わる

小倉 大学病院で仕事をしていて，働き甲斐を感じることは。

平野 医師が優しいなあと思いました。助けられる部分もたくさんあるので感謝しています。

小倉 そういう医師が増えてきているよね。経営感覚ももって，治療したことをきちんと反映させようという意識が芽生えているよね。

柴田 医療情報係に配属されていたときは，電子カルテに不具合があると，よく怒る医師がいらっしゃいました。その方がほかの病院に行き出して，「うちのカルテはまともだったんだね」と言っていただいたときはうれしかったです。いまのシステムは，当院が現在の場所に移転したときにカルテを見直して作り直しましたが，知識のある方々が立ち上げに携わってくださったシステムで，そのようなシステムを扱っているという誇りをもって仕事を続けていきたいと思います。

小倉 今後ますます診療報酬制度が変わっていきますが，病院の根幹にかかわる業務にあたっていただいているので，これからも頑張ってください。

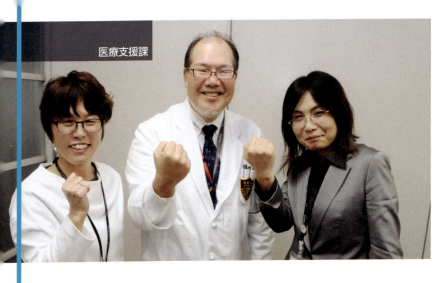

医療支援課

患者サービスをつなぐ扇の要

| 病院長 × 医療支援課 医療連携係 **服部 真由美**　医療支援係 **安藤 素子**

▶ 患者サービスを提供する最前線に立つ

小倉　医療支援課は、患者さんにとっても病院にとっても重要な部署になりますね。

服部　医療支援課全体の業務内容としては、院内外の医療従事者の事務的な支援を行っています。80名ほどが所属する大所帯で、クラークやアシスタントコンシェルジュという職種の方々も所属していて、女性が半数以上を占めている課になります。

安藤　課内には、医療連携係、医療支援係、診療サービス係、医療安全係という4つの係があります。

服部　医師の方々が時間的に制限のある場合、対外的な連絡調整など、医療訴訟、医療安全も含めて、調整役を務めています。そのなかで、医療連携係は、患者さんからみても病院からみても窓口のようなところです。例えば、病診連携の窓口

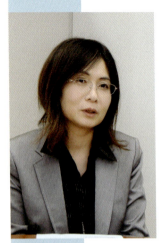
服部 真由美

として，連携している病院を通して来院・入院される患者さんへの対応をしています。また，専門職として医療ソーシャルワーカーがいます。

安藤　メディカルスタッフがかかわる前の段階として，事務職員が連携して予約をとるなどして，医師の診療に結びつくような仕事をしています。

小倉　医療支援係は。

安藤　医療支援課内の勤務管理など，ほかの係に属さないあらゆる業務に対応しています。また，岐阜大学医学部附属病院は，がん拠点病院になっていて，病院内にあるがんセンターの仕事として，がん相談や緩和ケアなどにも対応しています。

小倉　診療サービス係は。

安藤　患者さんの案内や苦情処理，ボランティア，クラークなどをまとめる係です。具体的には，入院センターの事務，病院の環境保全，構内の美化，警備，保安職員，落とし物の管理など，患者さんへのさまざまなサービスの根幹を担っています。

服部　50名ほど在籍している部署で，苦情への対応も行っているので，大変重要な係ととらえています。

小倉　岐阜大学医学部附属病院の一丁目一番地に掲げている「最高のサービスを患者さんに提供する」というまさに最前線だね。

安藤　はい，患者さんのサービスに一番直結する部署だと思っています。

▶ さまざまな切り口からイベントを企画

小倉　日ごろから意識していることは。

服部　患者さんとかかわる機会が多いので，病院がどのようにみられているかを意識しながら，言葉遣いなど，接遇に注意して患者さんに応対しています。

小倉　かかわる人や情報量が多岐にわたるから，苦労も多そうだね。

服部 楽しいですね。企画を立案して，患者さんが医師や看護師たちと一緒にイベントに参加して，笑顔で取り組んでいる様子をみるとうれしいです。

安藤 公開講座や相談週間などを開いています。患者さんに役立つ情報を紹介するのはもちろんですが，メディカルスタッフの思いをつなげられるような企画を考えています。

小倉 この1年間では，どのようなイベントやセミナーがありましたか。

安藤 がんセンターの公開講座は年6回行っています。お盆には，「なんでも相談週間」を開いて，現在，相談のない人も相談したいというときに来ていただけるようにお知らせをしました。いろいろな方に来ていただけました。

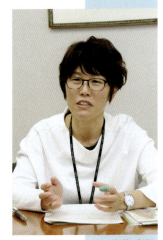

安藤 素子

服部 院外では，肝疾患診療支援センターが岐阜市健康まつりに出展し，「B型肝炎，C型肝炎コーナー」の啓発ブースを設けました。掲示物を展示したり，踏み台昇降を用意したりしましたが，行列ができるほど盛況でした。来場される方は健康への意識が高いので，実際に踏み台昇降をして，そのうえで掲示板をみてくださったので，効果は高かったと感じています。また，いろいろな病院から肝炎医療コーディネーターの方もお手伝いに来られて，一緒に「肝炎検査を一生に一度は受けましょう」と呼びかけました。他病院のコーディネーターや看護師さんと連携できて，交流が広がったことも大きな収穫でした。

安藤 がん相談についても，医師のご協力をいただきながら，いろいろな仕掛けを考えているところです。

小倉 違った切り口からイベントを企画して，工夫していますね。これまで当院は患者を待っているという姿勢が多かったのですが，地域には開業医や連携しているアライアンスパートナーをはじめ，いろいろな取り組みをしている会などもあるので，院内の医師の方々も自ら積極的に出ていってほしいですね。どのように業務を広げていくのか期待しています。

▶ 患者さんの困っていることに寄り添う

小倉 この4年間で，クラークの人数を増やしたり，入院センターを作ってコンシェルジュを新設したり，政策的なことを進めてきました。その根源は，最高のサービスを患者さんに提供すること。そうすると，医療支援課が一番日の目を見るべきであると考えているんだけどね。

服部 種まきをしてくださったおかげで。

小倉 僕は桜の苗木を植える人。10年後，20年後に花が咲けばいいなあと思っています。課内でも意見交換が活発になってきたのはうれしいね。

安藤 事務職員もパートの方を含めて，自分たちでやろうという自発的な意識が出てきて，すごくうれしいです。

小倉 これからもっと患者サービスがよくなるために考えていることはありますか。

安藤 いまは係ごとでの対応になってしまいますが，患者さん目線でいえば，相談センターに入ってきたときに，優しいお姉さんが優しく声をかけて，安心できるようなファーストタッチがあって，サロン的な雰囲気になるといいと思います。

小倉 それは正しいでしょうね。患者さんは何係を探しているわけではなく，「相談したい」と思って来ているわけだからね。

安藤 患者さんは困っているから来ているので，何かサポートする最初の一言が大切だと感じています。

服部 課題を共有して，みんなでレベルアップして，患者さんを迎えたいです。

小倉 誰に対して何をやるのかというと，患者さんの困っていることに対して何ができるのか，というのが基本。そこをぶれずに，当院の文化として根づかせていくことが必要ですね。

▶ よりよい患者サービスにつなげる橋渡し

小倉 医療支援課には，患者さんにとってかかわりの深い，入院センター，がんセンター，医療連携センターなどがあります。まさに扇の要として，さまざまな患者サービスを提供する事務的な取りまとめをしてくれています。また，医療安全など，みえないところでは，スイーパーとして守っていると認識しています。

服部 扇の広がったところにクラークなどがいて，要の部分は事務職員がいる感

じですね。特定機能病院としての業務，拠点病院事業，県職員や医師会との連携もありますので，要といってもらえるとうれしいです。

小倉 共通のキーワードは最高の患者サービスを提供する。だから支援する。医療支援は，医師を支援するクラークなどの仕事が増えてきたけれど，本来的には患者を支援する職種だからね。

服部 扇の要の部分は，カチカチに固まってしまうと広がらないし，大きい内輪になればなったで，広がりがあるぶん，要が太くて丈夫でないともたない。土台がしっかりしていなければならないと感じます。

安藤 私たちがやっていることは，病診連携で予約をとるなど事務的な業務で，患者さんに直接お返しできるサービスとしてはほんの少しですが，私たちがいることで，患者さんにとってよりよいサービスにつながるように，メディカルスタッフである医師や看護師の方々につないでいます。

小倉 これから10年先，20年先，岐阜大学医学部附属病院がもっと花開くと思いますので，花が咲くのを見届けていただきたい。そのときまで要として頑張ってください。

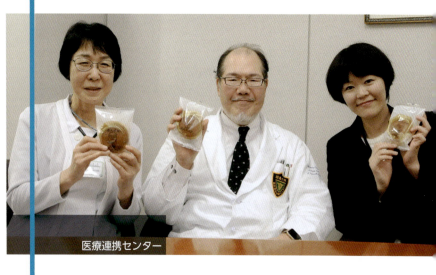

医療連携センター

患者さんの入院から帰宅までをサポート

| 病院長 ✕ 医療連携センター　看護師　日比野 美由紀　事務　堀江 八千代 |

▶ 地域の病院とのつなぎ役を担う

小倉　医療連携センターは、いろいろな立場の方がかかわられていますね。

堀江　ソーシャルワーカー、看護師、事務員がいます。私は事務として、前方支援をしています。病院に紹介されてくる方の初診や検査の予約などをしています。また、病診連携では地域の病院や診療所とのつなぎ役、パイプ役も担っています。

小倉　看護師の皆さんはどのような役割をされていますか。

日比野　看護師は後方支援をしていて、合わせて4名います。退院調整をはじめ、難病医療コーディネーター、がん相談員として、相談支援を行っています。私はがん相談支援センターの専門のがん相談員として認定を受けて、入院、外来、院内、院外に関係なく、電話や面談などの相談を受けています。

小倉　前方支援、後方支援があり、それぞれ役割を分担されているんですね。相

談内容はいかがですか。

日比野　治療方法や代替療法，サプリメントのほかに，「先生にどうやって聞いたらいいですか」とか「この治療法でいいかどうか」など，緩和ケアに関する相談も多いです。医師からの相談もあります。「がんの末期状態になってきたので，どのように家で過ごしたらいいか」など，相談者と共に在宅医療に結びつける方法を考えています。

小倉　年間どれくらいの患者数になりますか。

堀江　2016年度の前方支援として，地域医療機関からの予約を受けた件数は7,797件です。病院全体の紹介患者さんは12,227件でしたので，約64％の病診連携になります。

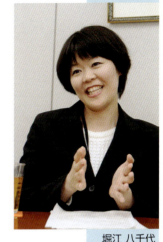

堀江 八千代

▶ 患者さんの希望の実現に努める

小倉　退院調整はどのように進めていくのですか。

日比野　治療方針や日常生活の状況などを確認して，課題を抽出して，退院準備を進めていきます。お家に帰りたい方には，必要な情報を地域の関係者に提供しています。

小倉　ソーシャルワーカーはどのように連携をされているんですか。

日比野　ソーシャルワーカーは，後方支援のなかでもアライアンスパートナーの病院（21病院）やその他の病院への転院事例に中心的にかかわってもらっています。例えば，小児科で人工呼吸器をつけて退院する事例には，支障をきたさないように福祉用具をそろえる準備や，社会福祉制度について携わってもらいます。その他に，就労支援として，仕事に関する相談や，医療福祉や社会福祉制度を担ってもらい一緒に検討しています。

小倉　患者さんの情報を共有して，患者さんがよりよい次の段階に進めるようにしているんですね。

日比野　当院の医師，看護師，ソーシャルワーカーと地域の医療を担う医師や看

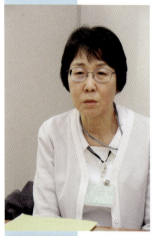
日比野 美由紀

護師,障害者福祉の相談員らと連携しています。処置を続けながら家に帰る方や,がん末期で人生の最期の段階にある方が「家でどのように過ごすか」ということへの検討を慎重に進めていくので,時間がかかるときもあります。平均で1週間かけて退院調整をしています。がん患者さんは残された時間が限られていて,面談したときが一番よい状態なので,家に帰りたい方は早めに調整して,家でよい時間を過ごしてもらえるように努めています。早ければ2日間で調整することもあります。

小倉　気を遣うところも多いですね。

日比野　医療のつなぎをきちんとしていかなければならないと思っています。地域の医師は初めてその患者さんをみられることも多いので,患者さんの希望をしっかり伝えるよう努めています。お家でどのように過ごしたいかという思いを叶えるため,みんなで支援できるように心がけています。

▶ ルールと例外の狭間を調整

小倉　いまの仕事にやりがいを感じるときは。

日比野　病気はなかなか予定どおりにはいかず,急変することが多いので,退院調整をしていた患者さんが急に亡くなることがあると残念に思います。しかし,調整が必要な患者さんの願いが叶ったときはうれしいです。

堀江　いろいろな人と接する機会が多く,「ありがとう」という言葉をいただくとうれしいですね。人とかかわる部署にいる醍醐味だと思います。

小倉　これまでの病院は「サービス業」という感覚があまりなかったと思います。これまでのご苦労はいかがですか。

堀江　規模の大きな病院なので,ある程度ルールにのっとっていかないと回っていかないという現実がありますが,例外はどうしてもあるので,例外とルールとの狭間をどう埋めていくかが難しいです。開業医でもいろいろな方がいて,ある

方には正しくても公平にみていかなければならないので,そのあたりはいつも悩むところです。なかなか理解していただけないこともありますが,反論するのではなく,しっかり意見を受け止めながら,解決策を模索しています。

日比野　後方支援では,患者さんの意思決定支援が難しいところです。例えば,「化学療法をいつまで治療するのか」と患者さんが悩んでいるとします。1点目は治療を続けることについて,2点目は認知症状などがある場合の治療継続について,3点目は患者さんは限界を感じているけれど,家族は治療を続けてほしいという,患者・家族間の思いのずれがある場合などです。さまざまな事例において,患者さんの意思決定を調整する困難さを実感しています。

　認知症や独居の事例が増えて,治療の決定をする人・キーパーソンがいない事例も増えています。そのため,どのように調整していくか悩むことも多くなってきました。その場合は,多職種メンバーで検討することや,地域関係者の意見を聞きながら,その人がその人らしく生活と治療を継続できる安全な方法を検討しています。

　また,最近は外来での化学療法件数も増えて,徐々に体調不良になって在宅療養の支援をするケースも増えています。患者さん自身で通院できるうちはよいのですが,体調不良となって,家族と話し合うことが必要になることもあります。どのように在宅療養の支援をするかについて外来関係者と協力して,検討しなくてはならないことも実感しています。

小倉　そこから緩和ケア病棟につなげるんですか。

日比野　そうですね。緩和ケア病棟に転院準備をすることもありますし,「自宅にいたい」という希望がある場合は,在宅療養支援として訪問診療する医師や訪問看護師へ連携する場合もあります。外来患者に対する調整も増えています。急に車椅子で通院することになった患者さんに対しては,家でどのように生活しているかなど外来看護師が生活者としての視点をもって,早めの支援をしてもらえることを期待しています。

▶ Webカルテシステムを構築　利便性を高める

小倉　日ごろから大切にされていることは。

堀江　立場も職種もまったく違う方々からお電話をいただいたり,患者さんとお話ししたり,本当にいろいろな方とお話しする機会が多いので,多方面から物事

をみられるように気をつけて仕事をしています。自分からみたことだけを説明するのではなく，相手からみるとどのようにみえているかということを常に考えて，相手のことも理解しながら，こちらのお伝えしたいこともわかっていただけるように接しています。

小倉　病院長になったときに，一番評判がよくなかったのが医療連携センターだったんだね。当院に患者さんを紹介してもなしのつぶて，ファクスを送っても受け取ったか受け取っていないかという返事もないという話を聞いていました。もっとも重要な部分で，専従の担当者に入ってもらって，私としては本当にうれしい。

堀江　地域医療機関からの意見を受け，改善に取り組みました。現在では，当院にご送信いただいたファクスには必ず返事をしています。以前は，金曜の夕方以降〜月曜までにいただいたご連絡の返事は月曜になっていました。そのため，土曜日の担当者を作り，ファクス受け取りの返信をするようにしました。

日比野　やはり主役は患者さんなので，患者さんの気持ちをまず一番に考えて，意向に沿えるように，できることを最大限活用しながら，みんなで補い合えるように調整しています。ただ，近年は核家族も多くなって，皆さんお仕事もされていて，「誰もいないのでみられない」という事例が多いのも実情です。とくに最近は認知症の方が認知症の方を介護する，認認介護や老老介護の問題もあり，家族や地域の関係者とうまく連携しながら，つなげていけたらと思っています。

小倉　医療連携センターは，大学病院の入口と出口になります。この4年間で変わったことは，来院から帰宅まで，入院も外来も含めて，患者さんの流れがスムーズになるように滞りを一つひとつつぶしていって，流れがよくなったことです。入口と出口という重要なポイントを担っているお二人であり，部署になります。もっとガンガン攻めることのできるポジションにいるので，課題と思うことはもっとつぶして，患者さんにとってよりよい病院であるように頑張っていただきたいと思います。

小倉真治にまつわる こぼれ話

小倉真治にまつわる

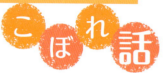
こぼれ話

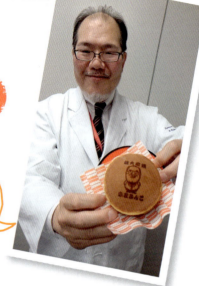

「小倉あんこ」と名づけた，自身の似顔絵が描かれたどらやきを手に

医療者としての誇りは？

ベストエフォート（最善の努力）がベストリザルト（最善の結果）を生む。結果が伴わない努力は努力ではないと思っています。とくに救急医療の現場は，患者が来たときにはモードが切り替わり，そのときにある資源・情報を最大限に生かしながら最善を尽くします。

病院長になって一番うれしかったことは？

患者さんが退院するときに，「この病院に入院してよかった」と言ってくれるのを聞くと，うれしく感じました。ミッキー＆ミニーが来たときも子どもたちの夢を叶えることができ，ホスピタリティの本質である「すべての人が笑顔になる」ことができたと思います。

ラグビーから得られた教訓は？

物事は諦めてはいけません。チャンスが1％でもあればトライすべきだと思っています。同点狙いではなく，逆転を狙いにいく。試合中は，キャプテンを含めたメンバーが統合された意思の下，戦います。まさにチーム。医療も同じです。一人ひとりが役割をもちながら，「患者さんをどうやってよくしていくか」という同じ方向を向いた組織作りが必要だと思います。

落ち込むことは？

基本的に落ち込むことはありません。

もし落ち込みそうになったら，先手で不安材料や課題をつぶしていきます。また，落ち込む理由を考えてみます。一つひとつ分解していくと意外と大したことはないと感じます。分解できないことやイメージが残ることもありますが，リーダーはそれをみせないのが仕事だと思っています。時にはジャズを聴きながら，一人でお酒を飲むこともあります。どこかに行ってパーッと発散することもあります。

サプライズを仕掛けることが得意？

何をしたら患者さんや職員が楽しいかなと常に考えています。病院長がサクソフォンを吹いたら驚いたり喜んでくれたりするかなとか，長良川の花火大会を中継できたら患者さんもうれしいだろうなあとか。「最高の患者サービスを提供する最高の病院を作る」という理念を達成するために，サービスを提供してきました。

理念に込められた思いは？

「最高の患者サービスを提供する最高の病院を作る」というのは，最高の医療を提供するために最高のコミュニケーションをとるというニュアンスです。言い換えれば，よい医療を受けやすくするという意味です。そのためにはまず職員の満足が大前提にあり，職員が満足することで患者さんの満足度が高まっていくと思っています。

理想の人物像は？

理想の人物像は，ガイウス・ユリウス・カエサル。非常に粘り強く，くじけず，諦めないというのが，私の理想とするリーダー像です。反対があるからやめるというのはあり得ません。諦めず，粘り強く。さらに「こうありたい」「こうなりたい」という最終的なゴールを明確にするのが，私の考えるリーダーシップです。

普段の食事は？

野菜が好きで，毎日食べています。香川県出身なので，魚も好んで食べます。病院長を務めていたころは，夜は会食の機会が多く，昼はサラダを中心とした軽めの食事にしていました。食事の時間がとれないくらい忙しいときは，栄養調整食品などですませることもあります。健康管理も経営者には必要な要素です。

医療者がもつ経営的視点とは？

経営は，医学部では習いません。また，医療現場は右向け右と言えばみんな右を向くわけではありません。医療者はライセンスをもったプロフェッショナルであるため，納得しないと動きません。納得して，賛同してもらうことが大切であり，その上に病院経営があると思っています。

モチベーションの保ち方は？

モチベーションが下がりかけたときは，次の新しい目標を立てるようにしています。そうすることで，モチベーションを維持するとともに，また一つ目標に向かってステップを上がっていけると思います。

印象に残っている患者さんは？

救急医療に携わっていると，感動的な救命シーンに出合うことがあります。一番驚いたのは，けがをして約2年寝たきりだった患者さんが，ある日，目を開け，1カ月後には歩いて帰られたことです。また，90歳ほどの患者さんが大やけどで何度も生死をさまよっていたのに，退院することができました。退院前に残していただいたのが「命あるかぎり，（他）人の話を聞いて，人として成長していきたい」という言葉です。

世界観はどのように生まれたのか？

よいと思うことを当たり前に，躊躇せずにやってきました。やらない理由はいくらでも探せます。しかし，ミッションを掲げると，そのためにやるべきことに躊躇はありません。余計な忖度をせずに，普通に考えて，よいと思うことを行っているだけです。

チームワークで意識していることは？

帝京大学ラグビー部監督の岩出雅之さんにお話をうかがったら，レギュラー陣を含めた4年生が寮のトイレ掃除をするという。1，2年生にはのびのびとラグビーをやらせ，上級生になったら人がいやがることをやらせていく。そういった4年間の選手の育て方をお聞きしました。人間性も養われ，チームワークも強まります。だから大学日本一の連覇が達成されたのだと思います。継続した組織作りのヒントにしています。

どうして医師に？

もともとは国際船の船長になりたかったのですが，裸眼で2.0以上の視力が必要で無理でした。それでも船に乗りたいと思っていました。船の命令系統は船長の右腕に一等航海士がいて，その同等位に船医がいます。医学部にいって船に乗ろうと考え，そこから医学部を目指しました。救急を選んだのは，航行中の船では3日間，港に着くことができない場合が多いため，船医を想定して，急を要する医療にも対応できるようにと選びました。結局，船ではなくヘリに乗っています（笑）。

雰囲気作りは？

大学病院は，垣根が高いといわれてきました。どうしたらその垣根を下げることができるかを考えていました。通院し

ている患者さんが口コミで広めてくれると思っていましたので，患者さんの目線に立ち，患者さんにとってハッピーになるような方策を考えました。当たり前のものが病院の中で買えたり，お茶を飲めたりという環境も整えました。空気感，雰囲気も大切で，普段の生活を病院でも維持できるように努めました。

病院長になって変えられたことは？

病院全体の方向性が変わったことです。患者サービスを提供するということが大学病院のミッションであるという認識が看護部の人たちを中心に，医師にも少しずつ浸透していきました。患者サービスとは何かというと，医療も含めたすべてのホスピタリティといえます。

患者さんへのサービスについて

ホスピタルがホスピタリティをもつのは当然のことで，患者さんに優しくできなければ病院ではないと考えています。むしろ，それができていないほうが不思議です。いろいろな人がいろいろなアイデアをもってきてくれるようになりました。自身の世界が広がり，医療以外の多種多様な業界の人たちとの人脈ができ，花火中継などの企画も実現できました。常にどうすれば患者さんが喜ぶかを考えていれば，実現します。

もし自分ががんに罹ったら

もし終末期と宣言されたら，海を見ながら，毎日，一人で酒を飲んで過ごしたいです。船の上もいいかもしれないですね。

小倉　真治 Ogura Shinji

岐阜大学大学院医学系研究科救急・災害医学分野教授
岐阜大学医学部附属病院高次救命治療センター長

1985 年　岐阜大学医学部を卒業
1985〜1997 年　香川医科大学麻酔・救急医学
1997 年　米国サウスカロライナ医学大学客員研究員
2001 年　香川医科大学附属病院救急部助教授
2003 年　岐阜大学大学院医学系研究科救急・災害医学分野教授
2004 年　岐阜大学医学部附属病院高次救命治療センター長（兼務）
2014〜2018 年　岐阜大学医学部附属病院病院長

| **JCOPY** 〈(社)出版者著作権管理機構 委託出版物〉

本書の無断複写は著作権法上での例外を除き禁じられています。
複写される場合は，そのつど事前に，下記の許諾を得てください。
(社)出版者著作権管理機構
TEL. 03-5244-5088　FAX. 03-5244-5089　e-mail：info@jcopy.or.jp

病院を支える人たち
病院長とゆかいな仲間たち

定価（本体価格 1,600 円＋税）

2019 年 7 月 31 日　第 1 版第 1 刷発行

編　著	小倉　真治
	野口晃一郎
発行者	佐藤　枢
発行所	株式会社　へるす出版
	〒164-0001　東京都中野区中野2-2-3
	Tel. 03-3384-8035（販売）　03-3384-8155（編集）
	振替 00180-7-175971
	http://www.herusu-shuppan.co.jp
印刷所	三報社印刷株式会社

©2019, Printed in Japan　　　　　　　　　　　　　　　　　　〈検印省略〉
落丁本，乱丁本はお取り替えいたします
ISBN 978-4-89269-982-5